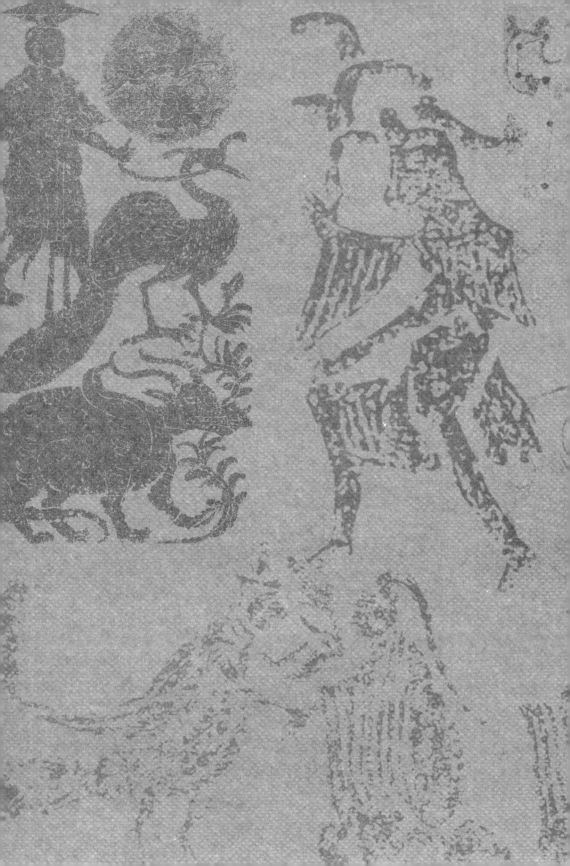

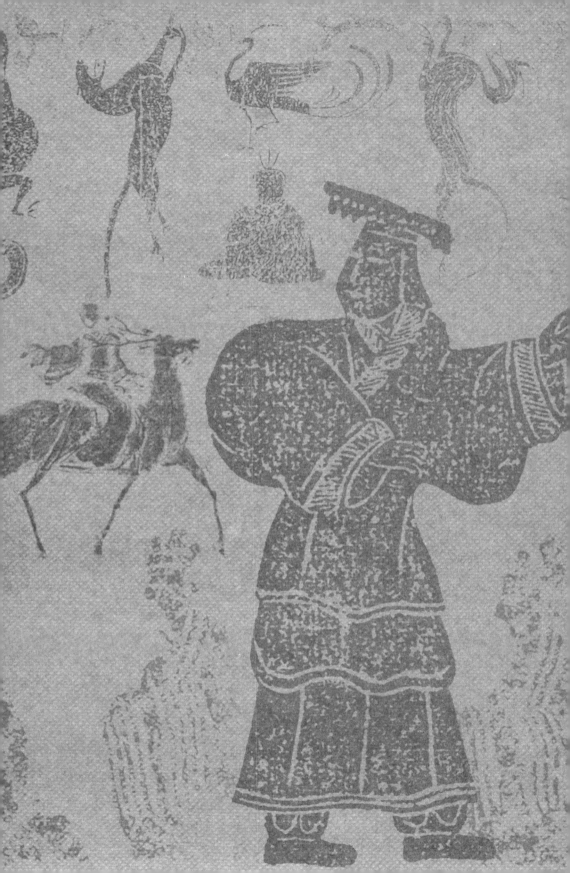

中国古医籍整理丛书

简易普济良方

明·彭用光 辑

刘 鹏 校注

中国中医药出版社

·北 京·

图书在版编目（CIP）数据

简易普济良方/（明）彭用光辑；刘鹏校注. —北京：中国中医药出版社，2015. 12

（中国古医籍整理丛书）

ISBN 978 - 7 - 5132 - 2241 - 9

Ⅰ. ①简… Ⅱ. ①彭… ②刘… Ⅲ. ①验方—汇编—中国—明代 Ⅳ. ①R289. 348

中国版本图书馆 CIP 数据核字（2014）第 292877 号

中 国 中 医 药 出 版 社 出 版

北京市朝阳区北三环东路 28 号易亨大厦 16 层

邮政编码 100013

传真 010 64405750

三河市鑫金马印装有限公司印刷

各地新华书店经销

*

开本 710 × 1000 1/16 印张 19.75 字数 107 千字

2015 年 12 月第 1 版 2015 年 12 月第 1 次印刷

书 号 ISBN 978 - 7 - 5132 - 2241 - 9

*

定价 55.00 元

网址 www. cptcm. com

如有印装质量问题请与本社出版部调换

版权专有 侵权必究

社长热线 010 64405720

购书热线 010 64065415 010 64065413

微信服务号 zgzyycbs

书店网址 csln. net/qksd/

官方微博 http://e. weibo. com/cptcm

淘宝天猫网址 http://zgzyycbs. tmall. com

国家中医药管理局
中医药古籍保护与利用能力建设项目
组织工作委员会

项目专家组

顾　问　　马继兴　张灿玾　李经纬

组　长　　余瀛鳌

成　员　　李致忠　钱超尘　段逸山　严世芸　鲁兆麟
　　　　　郑金生　林端宜　欧阳兵　高文柱　柳长华
　　　　　王振国　王旭东　崔　蒙　严季澜　黄龙祥
　　　　　陈勇毅　张志清

项目办公室（组织工作委员会办公室）

主　任　　王振国　王思成

副主任　　王振宇　刘群峰　陈榕虎　杨振宁　朱毓梅
　　　　　刘更生　华中健

成　员　　陈丽娜　邱　岳　王　庆　王　鹏　王春燕
　　　　　郭瑞华　宋咏梅　周　扬　范　磊　张永泰
　　　　　罗海鹰　王　爽　王　捷　贺晓路　熊智波

秘　书　　张丰聪

前　言

　　中医药古籍是传承中华优秀文化的重要载体，也是中医学传承数千年的知识宝库，凝聚着中华民族特有的精神价值、思维方法、生命理论和医疗经验，不仅对于传承中医学术具有重要的历史价值，更是现代中医药科技创新和学术进步的源头和根基。保护和利用好中医药古籍，是弘扬中国优秀传统文化、传承中医学术的必由之路，事关中医药事业发展全局。

　　1949 年以来，在政府的大力支持和推动下，开展了系统的中医药古籍整理研究。1958 年，国务院科学规划委员会古籍整理出版规划小组在北京成立，负责指导全国的古籍整理出版工作。1982 年，国务院古籍整理出版规划小组召开全国古籍整理出版规划会议，制定了《古籍整理出版规划（1982—1990）》，卫生部先后下达了两批 200 余种中医古籍整理任务，掀起了中医古籍整理研究的新高潮，对中医文化与学术的弘扬、传承和发展，发挥了极其重要的作用，产生了不可估量的深远影响。

　　2007 年《国务院办公厅关于进一步加强古籍保护工作的意见》明确提出进一步加强古籍整理、出版和研究利用，以及

"保护为主、抢救第一、合理利用、加强管理"的方针。2009年《国务院关于扶持和促进中医药事业发展的若干意见》指出，要"开展中医药古籍普查登记，建立综合信息数据库和珍贵古籍名录，加强整理、出版、研究和利用"。《中医药创新发展规划纲要（2006—2020）》强调继承与创新并重，推动中医药传承与创新发展。

2003~2010年，国家财政多次立项支持中国中医科学院开展针对性中医药古籍抢救保护工作，在中国中医科学院图书馆设立全国唯一的行业古籍保护中心，影印抢救濒危珍本、孤本中医古籍1640余种；整理发布《中国中医古籍总目》；遴选351种孤本收入《中医古籍孤本大全》影印出版；开展了海外中医古籍目录调研和孤本回归工作，收集了11个国家和2个地区137个图书馆的240余种书目，基本摸清流失海外的中医古籍现状，确定国内失传的中医药古籍共有220种，复制出版海外所藏中医药古籍133种。2010年，国家财政部、国家中医药管理局设立"中医药古籍保护与利用能力建设项目"，资助整理400余种中医药古籍，并着眼于加强中医药古籍保护和研究机构建设，培养中医古籍整理研究的后备人才，全面提高中医药古籍保护与利用能力。

在此，国家中医药管理局成立了中医药古籍保护和利用专家组和项目办公室，专家组负责项目指导、咨询、质量把关，项目办公室负责实施过程的统筹协调。专家组成员对古籍整理研究具有丰富的经验，有的专家从事古籍整理研究长达70余年，深知中医药古籍整理研究的重要性、艰巨性与复杂性，履行职责认真务实。专家组从书目确定、版本选择、点校、注释等各方面，为项目实施提供了强有力的专业指导。老一辈专家的学术水平和智慧，是项目成功的重要保证。项目承担单位山东中医药大学、南京中医药大学、上海中医药大学、福建中医药大学、浙江省中医药研究院、陕西省中医药研究院、河南省中医药研究院、辽宁中医药大学、成都中医药大学及所在省市中医药管理部门精心组织，充分发挥区域间互补协作的优势，并得到承担项目出版工作的中国中医药出版社大力配合，全面推进中医药古籍保护与利用网络体系的构建和人才队伍建设，使一批有志于中医学术传承与古籍整理工作的人才凝聚在一起，研究队伍日益壮大，研究水平不断提高。

本着"抢救、保护、发掘、利用"的理念，该项目重点选择近60年未曾出版的重要古医籍，综合考虑所选古籍的保护价值、学术价值和实用价值。400余种中医药古籍涵盖了医经、基础理论、诊法、伤寒金匮、温病、本草、方书、内科、外科、女科、儿科、伤科、眼科、咽喉口齿、针灸推拿、养生、医案医话医论、医史、临证综合等门类，跨越唐、宋、金元、明以迄清末。全部古籍均按照项目办公室组织完成的行业标准《中医古籍整理规范》及《中医药古籍整理细则》进行整理校注，绝大多数中医药古籍是第一次校注出版，一批孤本、稿本、抄本更是首次整理面世。对一些重要学术问题的研究成果，则集中收录于各书的"校注说明"或"校注后记"中。

"既出书又出人"是本项目追求的目标。近年来，中医药古籍整理工作形势严峻，老一辈逐渐退出，新一代普遍存在整理研究古籍的经验不足、专业思想不坚定等问题，使中医古籍整理面临人才流失严重、青黄不接的局面。通过本项目实施，搭建平台，完善机制，培养队伍，提升能力，经过近5年的建设，锻炼了一批优秀人才，老中青三代齐聚一堂，有效地稳定了研究队伍，为中医药古籍整理工作的开展和中医文化与学术的传承提供必备的知识和人才储备。

本项目的实施与《中国古医籍整理丛书》的出版，对于加强中医药古籍文献研究队伍建设、建立古籍研究平台，提高古籍整理水平均具有积极的推动作用，对弘扬我国优秀传统文化，推进中医药继承创新，进一步发挥中医药服务民众的养生保健与防病治病作用将产生深远影响。

第九届、第十届全国人大常委会副委员长许嘉璐先生，国家卫生计生委副主任、国家中医药管理局局长、中华中医药学会会长王国强先生，我国著名医史文献专家、中国中医科学院马继兴先生在百忙之中为丛书作序，我们深表敬意和感谢。

由于参与校注整理工作的人员较多，水平不一，诸多方面尚未臻完善，希望专家、读者不吝赐教。

国家中医药管理局中医药古籍保护与利用能力建设项目办公室
二〇一四年十二月

许 序

"中医"之名立，迄今不逾百年，所以冠以"中"字者，以别于"洋"与"西"也。慎思之，明辨之，斯名之出，无奈耳，或亦时人不甘泯没而特标其犹在之举也。

前此，祖传医术（今世方称为"学"）绵延数千载，救民无数；华夏屡遭时疫，皆仰之以度困厄。中华民族之未如印第安遭染殖民者所携疾病而族灭者，中医之功也。

医兴则国兴，国强则医强。百年运衰，岂但国土肢解，五千年文明亦不得全，非遭泯灭，即蒙冤扭曲。西方医学以其捷便速效，始则为传教之利器，继则以"科学"之冕畅行于中华。中医虽为内外所夹击，斥之为蒙昧，为伪医，然四亿同胞衣食不保，得获西医之益者甚寡，中医犹为人民之所赖。虽然，中国医学日益陵替，乃不可免，势使之然也。呜呼！覆巢之下安有完卵？

嗣后，国家新生，中医旋即得以重振，与西医并举，探寻结合之路。今也，中华诸多文化，自民俗、礼仪、工艺、戏曲、历史、文学，以至伦理、信仰，皆渐复起，中国医学之兴乃属必然。

迄今中医犹为国家医疗系统之辅，城市尤甚。何哉？盖一则西医赖声、光、电技术而于20世纪发展极速，中医则难见其进。二则国人惊羡西医之"立竿见影"，遂以为其事事胜于中医。然西医已自觉将入绝境：其若干医法正负效应相若，甚或负远逾于正；研究医理者，渐知人乃一整体，心、身非如中世纪所认定为二对立物，且人体亦非宇宙之中心，仅为其一小单位，与宇宙万象万物息息相关。认识至此，其已向中国医学之理念"靠拢"矣，虽彼未必知中国医学何如也。唯其不知中国医理何如，纯由其实践而有所悟，益以证中国之认识人体不为伪，亦不为玄虚。然国人知此趋向者，几人？

国医欲再现宋明清高峰，成国中主流医学，则一须继承，一须创新。继承则必深研原典，激清汰浊，复吸纳西医及我藏、蒙、维、回、苗、彝诸民族医术之精华；创新之道，在于今之科技，既用其器，亦参照其道，反思己之医理，审问之，笃行之，深化之，普及之，于普及中认知人体及环境古今之异，以建成当代国医理论。欲达于斯境，或需百年欤？予恐西医既已醒悟，若加力吸收中医精粹，促中医西医深度结合，形成21世纪之新医学，届时"制高点"将在何方？国人于此转折之机，能不忧虑而奋力乎？

予所谓深研之原典，非指一二习见之书、千古权威之作；就医界整体言之，所传所承自应为医籍之全部。盖后世名医所著，乃其秉诸前人所述，总结终生行医用药经验所得，自当已成今世、后世之要籍。

盛世修典，信然。盖典籍得修，方可言传言承。虽前此50余载已启医籍整理、出版之役，惜旋即中辍。阅20载再兴整理、出版之潮，世所罕见之要籍千余部陆续问世，洋洋大观。

今复有"中医药古籍保护与利用能力建设"之工程，集九省市专家，历经五载，董理出版自唐迄清医籍，都400余种，凡中医之基础医理、伤寒、温病及各科诊治、医案医话、推拿本草，俱涵盖之。

噫！璐既知此，能不胜其悦乎？汇集刻印医籍，自古有之，然孰与今世之盛且精也！自今而后，中国医家及患者，得览斯典，当于前人益敬而畏之矣。中华民族之屡经灾难而益蕃，乃至未来之永续，端赖之也，自今以往岂可不后出转精乎？典籍既蜂出矣，余则有望于来者。

谨序。

第九届、十届全国人大常委会副委员长

许嘉璐

二〇一四年冬

王 序

　　中医学是中华民族在长期生产生活实践中，在与疾病作斗争中逐步形成并不断丰富发展的医学科学，是中国古代科学的瑰宝，为中华民族的繁衍昌盛作出了巨大贡献，对世界文明进步产生了积极影响。时至今日，中医学作为我国医学的特色和重要医药卫生资源，与西医学相互补充、相互促进、协调发展，共同担负着维护和促进人民健康的任务，已成为我国医药卫生事业的重要特征和显著优势。

　　中医药古籍在存世的中华古籍中占有相当重要的比重，不仅是中医学术传承数千年最为重要的知识载体，也是中医为中华民族繁衍昌盛发挥重要作用的历史见证。中医药典籍不仅承载着中医的学术经验，而且蕴含着中华民族优秀的思想文化，凝聚着中华民族的聪明智慧，是祖先留给我们的宝贵物质财富和精神财富。加强对中医药古籍的保护与利用，既是中医学发展的需要，也是传承中华文化的迫切要求，更是历史赋予我们的责任。

　　2010 年，国家中医药管理局启动了中医药古籍保护与利用能力建设项目。这既是传承中医药的重要工程，也是弘扬优秀民族文化的重要举措，不仅能够全面推进中医药的有效继承和创新发展，为维护人民健康做出贡献，也能够彰显中华民族的璀璨文化，为实现中华民族伟大复兴的中国梦作出贡献。

相信这项工作一定能造福当今，嘉惠后世，福泽绵长。

国家卫生与计划生育委员会副主任

国家中医药管理局局长

中华中医药学会会长

王国强

二〇一四年十二月

马 序

新中国成立以来，党和国家高度重视中医药事业发展，重视古籍的保护、整理和研究工作。自 1958 年始，国务院先后成立了三届古籍整理出版规划小组，分别由齐燕铭、李一氓、匡亚明担任组长，主持制订了《整理和出版古籍十年规划（1962—1972）》《古籍整理出版规划（1982—1990）》《中国古籍整理出版十年规划和"八五"计划（1991—2000）》等，而第三次规划中医药古籍整理即纳入其中。1982 年 9 月，卫生部下发《1982—1990 年中医古籍整理出版规划》，1983 年 1 月，中医古籍整理出版办公室正式成立，保证了中医古籍整理出版规划的实施。2002 年 2 月，《国家古籍整理出版"十五"（2001—2005）重点规划》经新闻出版署和全国古籍整理出版规划领导小组批准，颁布实施。其后，又陆续制定了国家古籍整理出版"十一五"和"十二五"重点规划。国家财政多次立项支持中国中医科学院开展针对性中医药古籍抢救保护工作，文化部在中国中医科学院图书馆专门设立全国唯一的行业古籍保护中心，国家先后投入中医药古籍保护专项经费超过 3000 万元，影印抢救濒危珍、善、孤本中医古籍 1640 余种，开展了海外中医古籍目录调研和孤本回归工作。2010 年，国家财政部、国家中医药管理局安排国家公共卫生专项资金，设立了"中医药古籍保护与利用能力建设项目"，这是继 1982～1986 年第一批、第二批重要中医药古籍整理之后的又一次大规模古籍整理工程，重点整理新中国成立后未曾出版的重要古籍，目标是形成并普及规范的通行本、传世本。

为保证项目的顺利实施，项目组特别成立了专家组，承担咨询和技术指导，以及古籍出版之前的审定工作。专家组中的许多成员虽逾古稀之年，但老骥伏枥，孜孜不倦，不仅对项目进行宏观指导和质量把关，更重要的是通过古籍整理，以老带新，言传身教，培养一批中医药古籍整理研究的后备人才，促进了中医药古籍保护和研究机构建设，全面提升了我国中医药古籍保护与利用能力。

作为项目组顾问之一，我深感中医药古籍保护、抢救与整理工作的重要性和紧迫性，也深知传承中医药古籍整理经验任重而道远。令人欣慰的是，在项目实施过程中，我看到了老中青三代的紧密衔接，看到了大家的坚持和努力，看到了年轻一代的成长。相信中医药古籍整理工作的将来会越来越好，中医药学的发展会越来越好。

欣喜之余，以是为序。

中国中医科学院研究员

马继兴

二〇一四年十二月

校注说明

《简易普济良方》，明代彭用光辑。彭用光，生卒年不详，约生活于明弘治末年至嘉靖年间，庐陵（今江西吉安）人，著有《体仁汇编》《简易普济良方》等书。

《简易普济良方》约成书于明嘉靖四十年（1561），现仅存明嘉靖四十年辛酉南阳胡慥刻本，藏于中国中医科学院图书馆。原书为六卷，是本缺卷一，书贾挖改卷六为卷一，实为五卷。本次整理以此为底本。因仅存该版本，无他本以资对校，故着重他校法之应用，辅以本校与理校。该书的大部分内容主要是对《证类本草》的重新辑编，故他校本的选择当以《证类本草》为主，本次整理主要以中国国家图书馆所藏的蒙古定宗四年（1249）平阳张存惠晦明轩本《重修政和经史证类备用本草》为他校本（以下简称《政和本草》）。又，《简易普济良方》卷五之后所附"痈疽神妙灸经"是彭用光在元代胡元庆撰、明代薛己校补的《痈疽神秘灸经》基础上加以按评而成，对此部分内容的整理，以中国医学科学院图书馆所藏日本享保十四年（1729）铁研斋刻本《痈疽神秘灸经》为他校本。

本次整理的具体处理方法如下：

1. 原书繁体竖排，今改为简体横排，并对原书进行标点。

2. 凡底本中属于一般笔画之误或显系因写刻致误的错字，予以径改，不出校记。

3. 通假字出校说明，征引书证说明通假关系。异体字、古字、俗写字径改，不出校记。

4. 凡底本与校本互异，若显系底本误、脱、衍、倒者予以勘正，并出校说明据改、据补、据删、乙正之理由；若难以判定是非或两义均通者，则出校并存，不改动原文，或提出倾向性意见；若属一般性虚词或义引、节引他书而无损文义者，或底本不误而显系校本讹误者，不予处理；凡底本中大字误作小字，或小字误作大字者，则据文义、体例予以勘正；凡底本与校本虽同，但据本书体例、文义判定确属有误者，亦予以勘正，并出校注明校改理由；若虽疑有误而难以断定者，则不妄改，只出校注明疑误、疑脱、疑衍、疑倒之处。

5. 底本中凡用"右"字代表上文者，按横排习惯改为"上"字。

6. 底本中少数疑难名词术语或生僻字词，酌予简要注释。

7. 底本中的俗写药名，予以径改，不出校记。

8. 底本每卷首题"简易普济良方卷之×庐陵彭用光编集"，今删去"简易普济良方"与"庐陵彭用光编集"，存"卷之×"。

9. 底本无目录，今据正文提取目录于前。篇目次序个别据正文或校本进行调整，如卷五"骑竹马图"与其下"骑竹马取穴法"，原置于"足太阳膀胱经痈疽并灸穴图"之后、"足太阳膀胱经治法灸穴"之前，按"足太阳膀胱经治法灸穴"中有云"骑竹马法图增附于后，以便取用"，故按文义置其于"足太阳膀胱经治法灸穴"之下，与《痈疽神秘灸经》同。

10. 遇有间隔符"○"，一般回行另起。然如回行另起阻断文义，则不遵此例。

书简易普济良方

医，仁术也。世有人得一方稍奇，辄秘而弗传，私以为子孙衣食计，是恶得为仁乎？庐陵彭君用光邃①于医，郡有人求治者罔弗应，治亦罔弗奏功，于凡平生所得秘书奥义、奇方要论汲汲焉，唯恐不传，以利济于天下后世。其用心如是，谓之近仁者非欤？尝裒②集《体仁汇编》《原幼心法》等书，诸名公亦既为梓行矣。晚年又出《简易便贫方》《伤寒蕴要》二种，大宪伯③纪山曹公见而韪④之。适愲以职事走吉安，谒公，因目之曰：子其刊之，何如？比⑤抵郡，遂奉以周旋，不数月而《便贫方》成，僭⑥易其名曰《普济》，盖兹书不独于贫者便也。《蕴要》俟续图之，以并广其仁云。

嘉靖辛酉岁夏六月吉赣州府知府南阳胡愲书

---

① 邃（suì 岁）：精深。《汉书·任敖传》："苍凡好书，无所不观，无所不通，而尤邃律历。"颜师古注："邃，深也。"

② 裒（póu 剖）：聚集。《尔雅·释诂上》："裒，聚也。"

③ 大宪伯：宪臣，明代为都察院与按察司官之通称。明沈德符《万历野获编》卷二十二载："景泰四年镇守陕西刑部右侍郎耿久畴改右副都御史，仍旧镇守，此专用宪臣之始。"

④ 韪（wěi 伟）：赞美。《古今韵会举要·尾韵》引《增韵》："韪，美之之意。"

⑤ 比：及，等到。《正字通·比部》："比，及也。"

⑥ 僭（jiàn 见）：自谦之词，犹言冒昧。

目 录

卷之四

卷之五

附 痈疽神妙灸经

卷之一

百病门

青城山丈人康道丰传治百病煅制云母粉法

云母一斤，折开揉碎，入一大瓶内，筑实。上浇水银一两，封固，以十斤顶火①煅通赤，取出，却拌香葱、紫引翘草二件，合捣如泥后以夹绢袋盛，于大水盆内摇取粉。渣未尽，再添草药重捣，如前法取粉。沉水干，以小木盘一面于灰上印一浅坑，铺纸倾粉在内，直候干，移入火焙，焙之取出细研，以面糊丸，如梧桐子大。遇有病者，服之无不效。如成都府辛谏议患大风，众医不效，遇此道士进得此方，服之有神验。连翘草②

刘禹锡《传信方》著崔中丞炼盐黑丸方

盐一升，捣末，纳粗瓷瓶中，实筑泥头讫，外以煻火③，渐渐加炭火，勿令瓶破，候赤彻，盐如水汁，即去火，其盐冷即凝，破瓶取之。豉一升熬焦，桃仁一两和麸熬令熟，巴豆二两去心膜，纸中熬令油出，须生熟得所，熟即少力，生又损人。四物各用研捣成熟药，秤量蜜和丸，如梧桐子，每服三丸，皆平旦时服。天行时气，豉汁

---

① 顶火：将火置于药物顶部以煅烧。
② 连翘草：此3字为小字注文，盖为对前"引翘草"之注释。
③ 煻火：煻灰火，为柴草等燃烧时未熄灭的细灰烬。

及茶下并得，服后多吃茶汁行药力。心痛，酒下，入口便止。血痢，饮下，初变水痢，后便止。鬼疟，茶饮下。骨热，白蜜汤下。忌冷浆水。合药久则丸稍加令大。凡服药后吐利，勿怪。服药二日，忌口两日。吐利苦多，即煎黄连汁服止之。平旦服药，至小食①时以来不吐利者，或遇杀药人②，即更服一两丸投之。其药冬申合，腊月尤佳。瓷合子中盛贮，以腊纸封之，勿令泄气。清河③崔能云：合得一剂，可救百人。天行时气，卒急觅诸药不得，又恐过时，或在道途，或在村落，无诸药可求，但将此药一刀圭，即敌大黄、朴硝数两。曾试有效，宜行于闾里间及所使辈。若小儿、女子，不可服多，被搅作耳。

治男子、妇人五劳七伤，下元久冷，乌髭鬓，一切风病，四肢疼痛，驻颜壮气。补骨脂一斤，酒浸一宿，放干，却用乌油麻一升合炒，令麻子声绝，播去，只取补骨脂，为末，醋煮面糊为丸，如梧子大，早晨温酒、盐汤下二十丸。

治百病虚。威灵仙一味洗焙为末，以好酒和，令微温，入在竹筒中，牢塞口，九蒸九曝。如干，添酒重洒④之。以白蜜和为丸，如桐子大，每服二十丸至三十丸，汤酒下。

---

① 小食：早餐。
② 杀药人：意谓耐药之人。
③ 河：原作"何"，据《政和本草》卷四改。
④ 洒：原作"酒"，据《政和本草》卷十一改。

治一切宿滞、肺气、水气，傅①一切恶疮疥癣。用续随子为丸，日服十粒。泻多，以酸浆水并薄醋粥吃。叶汁，傅白癜、面䵟。

《备急》治一切疾患山豆根方

上用山大豆根不拘多少，依下项治疗。一名解毒，二名黄结，三名中药。患虫②毒，密遣人和水研已，禁声，服少许，不止再服。患秃疮，以水研傅疮上。患喉痛，含一片，细咽津。患五种痔，水研服。患齿痛，含一片于痛处。患麸豆等疮，水研服少许。患头风，捣末油调涂之。患赤白痢，捣末蜜丸，空心，煎水下二十丸，三服自止。患腹胀满喘闷，捣末少许，煎水调一盏，瘥。患癣，捣末，腊月猪脂调涂之。患头上白屑，捣末油浸涂，如是孩儿，即乳汁调半盏。患中宿冷，寸白虫，每朝空心热酒调三钱，其虫自出。患五般急黄，空心，以水调二钱。患虫气，酒下二钱。患霍乱，橘皮汤下三钱。患热肿，水研浓汁涂，干即更涂。女人患血气腹肿，以末三钱热酒下，空心服之。卒患腹皮③，水研半钱，入口瘥。蜘蛛咬，唾和涂之。狗咬、蛇咬，并水研烂傅之。

牛蒡亦可单用，味甘，无毒。能主面目烦闷、四肢不健，通十二经脉，洗五脏恶气。可常作菜食之，令人身轻。子研末，投酒浸三日，每日服三二盏，任性饮多

---

① 傅（fū 夫）：通"敷"，涂抹。清朱骏声《说文通训定声》："傅，假借为敷。"下同。

② 虫：《政和本草》卷十一作"蛊"。

③ 皮：《政和本草》卷十一作"痛"，义胜。

少，除诸风，去丹石毒，主明目，利腰脚。又，食前吞二枚，熟挼①下，散诸结节筋骨烦热毒，十服后甚良。又，根细切如豆面，拌作饭食之，消诸胀壅。又，茎、叶煮汁酿酒良。又，取汁夏月多浴，去皮间习习②如虫行风，洗了慎风少时。又，能搨一切肿毒，用根、叶入少许盐花捣③。

常以五月五日午时，附地刈④取苍耳叶，洗曝燥，捣下筛⑤，酒若浆水服方寸匕，日三夜三。作散，若吐逆，可蜜和为丸，准计一方寸匕数也。风轻易治者，日再服，若身体有风处，皆作粟肌⑥出，或如麻豆粒，此为风毒出也，可以针刺溃止之，皆黄汁出乃止。

又，五月五日多取阴干，著大瓮中，稍取用之，皆能辟恶。若欲省病著病者，便服之，令人无所畏⑦。若时气不和，举家服之。若病胃胀满，心闷发热，即服之。并杀三虫肠痔，能进食，一周年服之佳。七月七、九月九可采用之。

槐实，味苦、酸、咸，寒，无毒。主五内邪气热，止涎唾，补绝伤，五痔，火⑧疮，妇人乳瘕、子脏急痛及堕

---

① 挼：原作"按"，据《政和本草》卷九改。挼，揉搓。
② 习习：形容痛痒之感觉。
③ 花捣：原脱，据《政和本草》卷九补。
④ 刈（yì 艺）：割。
⑤ 筛：原作"饰"，据《政和本草》卷八改。
⑥ 肌：原作"饥"，据《政和本草》卷八改。
⑦ 畏：原作"谓"，据《备急千金要方》卷八改。
⑧ 火：原作"大"，据《政和本草》卷八改。

胎。以七月七日取之，捣取汁，铜器盛之，日煎令可作丸，大如鼠屎，纳窍中，日三易乃愈。

牛蒡根，作脯食之良。热毒肿，捣根及叶封之。杖疮、金疮，取叶贴之，永不畏风。又，瘫①缓及丹石毒、石热发毒。明耳目，利腰膝，则取其子末之，投酒中浸，经三日，每日饮三两盏，随性多少。欲散支节筋骨烦热毒，则食前取子三七粒，挼吞之，十服后甚良。细切根如小豆大，拌面作饼煮食尤良。又，皮毛间习习如虫行，煮根汁浴之，夏浴慎风。却又②其子炒过，末之如茶，煎三匕③，通利小便。

遇仙丹，治百病。黑牵牛一斤，取头末六两，三棱、莪术、小皂角、大黄、槟榔、枳壳、桃仁各四两，俱生用，为末，上取大皂角四两煎水，滤去渣，煮面稀糊丸，如梧桐子大。如大便不通，用三钱空心，白汤下，老人减半，小儿一钱，通利三五次，白粥补。小便不通灯心木通汤下，以后丸数随痛轻重加减。妇人血块，月经不通当归桃仁汤下，有癥瘕卧时桃仁红花汤下。积热者半饱服，有痞块者半饥服，上焦热食后服，中焦热午后服，下焦热空心服，热、口渴食后服。俱白汤下。心气疼、小腹疼姜汤下。痢疾初起桃仁汤下二钱，久痢一钱。咳嗽杏仁汤食后下。颠狂滚水下。疟疾浓姜汤下二钱，久疟一钱。老人便秘桃仁、麻仁煎研汤下。痫病姜汤下。瘴病发热滚

---

① 瘫：原作"痈"，据《政和本草》卷九改。
② 又：《政和本草》卷九作"入"。
③ 匕：原作"七"，据《政和本草》卷九改。

水下。小儿食积_{陈皮汤下}，小儿丸要小，或十丸或一①十丸，大小加减。此丸之用，要看虚实久新，如实而新者多服，虚而久者少服，全在活法，不可轻意妄投。而通利后，俱用白稀粥补。病退七分以俟其完，不可过剂。如未效，再服自见效也。

治蛊毒门

中蛊者，甘草服之，当痰出。若平生预服防蛊者，宜熟炙甘草煮服之，凡中蛊毒即内消，令吐痰，神验。

又云：茜根治蛊者，煮取多服之。凡使茜根，用铜刀于槐砧上剉，日干，勿犯铁器、铅器。

治蛊毒。取牡丹根捣为末，服一钱匕，日三服，良。疗虫，取荠苨根捣末，以饮服方寸匕，立愈。

治虫毒下血如鹅肝，昼夜不绝，脏腑败坏。桔梗捣汁服匕，立瘥。

五种虫毒。用马兜铃根三两为末，分三贴，以水一盏，煎五分，去渣，顿服，当吐虫出。未快再服，以快为度。

治卒虫毒，下血如猪肝，昼夜不绝，脏腑败坏待死。知虫姓名，方破鼓皮烧灰服，自呼名，治之即去。

救急治虫。以白鸽毛粪烧灰，以饮汤服之。

---

① 一：依文义当有误，疑为"二"或"三"。

诸恶毒门

治一切毒。以胆子矾为末，用糯米糊丸如鸡子大，以朱砂为衣，常以朱砂养之，冷水化一丸，立瘥。

治马汗入肉。雄黄、白矾等分，更用乌梅三个槌碎，巴豆一个，合研为细末，以半钱①匕油调傅患处。

主毒箭。以盐贴疮上，灸三十壮，立瘥。

治金石药毒。用黑铅一斤，以干锅中熔成汁，投酒一升，如此十数，乃候酒至半升，去铅，顿服，瘥。

地浆水，寒，主解中毒烦闷。谓之地浆者，掘地作坑，以水灌其中，搅令浊，俄顷取之，以解中诸毒。山中有毒菌，人不识，煮食之，无不死。又，枫树菌②，食之令人笑不止，惟饮土浆皆瘥，余药不能救矣。

食牛马肉中毒者，煮甘草汁一二升，服之当愈。

菜中有水茛蓿，叶圆而光，有毒，误食之令人狂乱，状若中风，或吐。甘草煮汁，服之即解。

治误饮馔中毒者，未审中何毒，卒急无药可解，只煎甘草荠苨汤，服之便解。

新被③毒箭，捣蓝青绞汁饮，并傅疮上。如无蓝，可渍青布绞汁饮之，亦以治疮中。

青布，味咸，寒。主解诸物毒，天行烦毒，小儿寒热，丹毒，并水渍取汁饮。烧作黑灰，傅恶疮经年不瘥者

---

① 钱：原作"盏"，据《政和本草》卷四改。
② 菌：原作"茵"，据《政和本草》卷五改。
③ 被：遭受。

及灸疮，止血，令不中风水。和蜡熏恶疮，入水不烂，熏嗽杀虫，熏虎狼咬疮，出水毒。又，于器中烧令烟出，以器口熏人中风水、恶露等疮，行下得恶汁，知痛痒，瘥。又，入诸膏药，疗丁①、狐刺等恶疮。又，浸汁和生姜煮服，止霍乱。真者入用，假者不中。

食诸菜中毒，发狂烦闷，吐下欲死。煮葛根汁饮之。

治饮食中毒，鱼肉菜等。苦参三两，以苦酒一升煎三五沸，去渣服，吐出即愈。或取煮犀角汁一升，亦佳。

治中水毒，手足指冷即是，或至膝肘。以浮萍日干，服方寸匕②，瘥。

热毒。浮萍捣汁，傅之令遍。

服雄黄中毒，用防己汁解之。防己实焙干为末，如茶法煎服，用治脱肛③。

食马肉中毒，痒痛。芦根五两切，以水煮取二升，分为三次。

食狗肉不消，心下坚，或腹胀，口干，忽发热妄语者。芦根煮汁饮之。

故麻鞋底水煮服之，解紫石英发毒。又，主④霍乱吐下不止，及解食牛马毒，腹胀吐痢不止。

服药过极中毒，烦闷欲死。刮东壁土，以水三升调土饮之。

---

① 丁：《政和本草》卷七作"丁肿"。
② 匕：原脱，据《政和本草》卷九补。
③ 肛：原作"肚"，据《政和本草》卷九改。
④ 主：原作"生"，据《政和本草》卷十一改。

食自死六畜肉中毒。黄柏末方寸匕服，未解再服之。

客忤者，中恶之类也，多于道间门外得之，令人心腹绞痛胀满，气冲心胸，不即治亦杀人。捣墨①，水和，服一钱匕，瘥。

治药毒。巴豆去皮不出油，马牙硝等分，合研成膏，冷水化一弹子许服，瘥。

解独肝牛肉毒。以首生男乳和豉浓汁服之，神效。

服蛇牛肉杀人，何以知之？啮蛇者，毛发向后顺者是也。食之欲死，饮人乳汁一升，立愈。

治山中树木菌毒。以人粪汁服之。

治剥马皮被骨刺破，血毒入，欲死。以女人月水傅疮口，立效。

麝香作末服之，辟诸毒热，煞蛇毒，除惊悸恍惚。脐中有香，治一切恶气痊病，研了以水服之。

马咬人或刺破疮，及马汗入疮毒痛。取马粪烧灰为末研傅疮，及马尿洗疮，最佳也。

服药过极中毒，烦闷欲死。烧犀角末，水服方寸匕。

食诸菜中毒，发狂，闷，吐下欲死。鸡屎末研，水服方寸匕。

白鸽，味咸，无毒。肉，主解诸毒药，及人、马久患疥。屎，主马疥入鬃尾者，炒令黄，捣为末，和草饲之。

凡食鳝毒，可食蟹解之。

治食蟹中毒。以生藕汁，或煮干蒜汁，或冬瓜佳。

---

① 墨：原作"黑"，据《政和本草》卷十三改。

鳗鲡鱼，杀诸虫毒，干末空腹食之，三五度瘥。

诸草石药毒。鳗鲡鱼食之，诸毒不能为害。五色者，其功最胜。

蛇骨刺人毒痛方。烧死鼠傅之。

大治射工、水弩毒。以蜈蚣大者一枚，炙为末，和苦酒傅之。亦治口噤。

治食物中毒。取贝子一枚含，自吐。

遭恶蛇所螫处，贴蛇皮，便于其上灸之，引去毒气即止。

食苦瓠中毒。煮黍穰①汁解之，饮数升止。

治蜈蚣、蜘蛛毒。以醋磨生铁傅之。

治中水毒。取梨②叶一把熟杵，以酒一盏搅服之。

食鱼中毒。冬瓜汁最验。

治中暑毒人。嚼烂大蒜三两瓣，以温水送下，咽即知。仍忌饮冷水。

治溪③毒。取马齿苋绞汁一升，渐以傅疮上，甚佳。

矾石中毒。豆汁解之，良验。

主丹毒。《小品方》以赤小豆末和鸡子白如泥涂之。涂之不已，逐手即消也。其遍体者，亦遍涂如上。

白扁豆亦可单用，主④一切草木毒，生嚼及煎汤服取效。

---

① 穰：原作"酿"，据《政和本草》卷二十五改。穰，黍禾之秆。
② 梨：原作"药"，据《政和本草》卷二十三改。
③ 溪：原作"鸡"，据《政和本草》卷二十九改。
④ 主：原作"生"，据《政和本草》卷二十五改。

绿豆，味甘，寒，无毒。主丹毒，烦热，风疹，药石发动，热气奔豚，生研绞汁服。亦煮食，消肿，下气，压热，解石。用之勿去皮，令人小壅，当是皮寒肉平。圆者佳。又有稙豆，苗子相似。

知母，治溪毒大甚。其法连根、叶捣作散服之。亦可投水捣绞汁，饮一二升。夏月出行，多取此屑自随①。欲入水，先取少许投水上流②，便无畏。兼辟射工，亦可和水作汤浴之，甚佳。

解毒丸。治误食毒草并百物毒不治，杀人必死。板蓝根干者四两，贯众去土一两剉，青黛研、生甘草各一两，上为末，炼蜜为丸，如梧桐子大，别以青黛为衣。如稍觉精神恍惚、恶心，即是误用诸毒，急用十五丸烂嚼，新水下即解，或用水浸，蒸饼丸尤妙。常服可三五丸，大能解暑。

治解诸毒。石菖蒲、白矾石各等分，上为末，新汲水调下二钱，两服见效。

屋生白蚁。用青矾石煎滚汤，从柱头上初生处，用茶瓶盛滚汤，从屋上逐一将瓶嘴泻灌，一二次尽绝根。

卒死门

救卒死而壮热者。矾石半斤，水斗半煮消，以浸脚及踝，即得苏也。

---

① 自随：原残，据《政和本草》卷八补。
② 欲入水……上流：此11字原作"药入水洗取少许投水上流"，于义不通，据《政和本草》卷八改。

热汤，煮，主忤死。先以衣三重藉于忤①死人腹②上，乃取铜器③若瓦器盛汤著衣上，汤冷者去衣，大冷者换汤，即愈。

自缢死。用梁上尘如大豆，四人各执一筒，同时极力吹两耳两鼻中即活。

扁鹊云：中恶与卒死、鬼击亦相类，已死者为治，皆参用此方。捣菖蒲生根，绞汁灌之，立瘥。尸厥之病，卒死脉犹动，听其耳中如微语声，股间暖是也，亦此方治之。又，人卧忽不寤，勿以火照，照之害人。但痛啮其踝④及足拇指甲⑤，徐而唾其面，即活。又，菖蒲吹鼻中，先为末，桂末纳舌下。

治缢死，以蓝汁灌之。又急须要定其心，徐缓解，慎勿割断绳，取心下犹温者，刺鸡冠血滴口中，即活也。男雌女雄。

服药过剂，烦闷欲死，及⑥中毒烦闷欲死者。捣蓝取汁，服数升。无蓝，更青绢取汁饮亦佳。

崔魏公铉暴亡，有梁新闻之，乃诈曰食毒。仆曰常好食竹鸡。竹鸡多食半夏苗，必是半夏毒，命生姜揿⑦汁，折齿灌之，活。

---

① 忤：原作"惜"，据《政和本草》卷五改。
② 腹：原作"服"，据《政和本草》卷五改。
③ 器：原作"气"，据《政和本草》卷五改。
④ 踝：《政和本草》卷六作"踵"。
⑤ 甲：《政和本草》卷六作"甲际"，于义为顺。
⑥ 及：原作"极"，据《政和本草》卷七改。
⑦ 揿（liè 列）：按，挤压。《类篇·手部》："揿，抑也。"

简易普济良方

一二

治五绝，一曰自缢，二曰墙压，三曰溺水，四曰魇魅，五曰产乳。凡五绝，皆以半夏一两，捣筛为末，如大豆，纳鼻中，愈。心温者，大可治。

治卒死。半夏末如大豆许，吹鼻中。

溺死一宿，若尚活，捣皂角，用纸裹，纳下部，须臾出①水即活。鬼压②不悟，皂荚末刀圭，起死人。

治卒死。以皂荚末吹鼻中。

治诸毒，卒恶热黄闷欲死者。人屎新者与水和服最效。气垂绝者，取干者烧之，水渍饮汁，名破棺汤。伤寒热毒，水渍饮，弥善。

自缢死，定安心神，徐缓解之，慎勿割绳断，取心下犹温者，以鸡屎白如枣大，酒半盏和灌之及鼻中，佳。

治夏月渴死。取蓼浓煮汁三升，灌之。

卧忽不寤，勿以火照之，杀人。但痛啮足拇指甲际，而唾其面则活。取韭捣汁，吹鼻孔。冬月，韭根取汁，灌于口中。

卒上气喘息便欲绝。捣韭绞汁，饮一升，愈。

治养兽禽门

相牛法。相耕牛，要眼去角近，眼欲大，眼中有白脉贯瞳仁。胫骨长大，后脚股阔，并快使。毛欲短密，疏长者不耐寒。角欲得细，身欲得粗。尾梢长大者吉，尾梢乱

---

① 臾出：此2字底本残缺，据《政和本草》卷十四补。
② 压：《政和本草》卷十四作"魇"。

毛转者命短。

相母牛法。毛白乳红者多子，乳疏而黑者无子。生犊时，子卧面相向者吉，相背者生子疏①。一夜下粪三堆者，一年生一子；一夜下粪一堆者，三年生一子。

治牛瘴。用安息香于牛栏中焚之。又方，用石楠藤和芭蕉舂自然汁五升，灌之。

治牛噎。用皂角末吹鼻中，以鞋底拍其尾停骨下。

治牛疥癞。用荞麦穰烧灰淋洗，牛马同治。又方，用藜芦为末，水调涂，甚妙。

治牛烂②肩。以旧絮三两烧存性，麻油调傅。忌水五日，瘥。

治牛漏蹄。以紫矿为末，猪脂和，填漏蹄中，烧红铁烙之。

治牛咳嗽。用盐一两，豉汁一升，相和灌之。

治牛身上生虫。当归捣烂，醋浸一宿，涂之。

治牛伤热。用胡麻叶捣汁灌之，立瘥。

治牛尾焦。牛尾焦，不食水草。用大黄、黄连、白芷各半两为末，以鸡子清一个，酒调灌之。

治牛触人。牛忽肚胀，狂走触人。用大黄、黄连各半两，鸡子清一个，酒一升，和匀，灌之。

治牛腹胀。牛吃杂虫，非时腹胀。用燕子屎一合，水调灌之。

---

① 子卧面……生子疏：此13字原作"子卧面相而者吉相皆者生子疏"，于义不通，据《便民图纂》卷十四改。
② 烂：原作"栏"，据《便民图纂》卷十四改。

治牛卒疫。牛卒疫，头打胘。用巴豆去皮捣烂，入生麻油和，灌之。仍用皂角末一撮，吹入鼻中。更用鞋底于尾停骨下拍之。

治牛患眼。牛生白膜遮眼。用炒盐并竹节，烧存性，细研一钱，贴膜上。

治水牛患热。白术二两半，苍术四两二钱，紫菀、藁本各三两三钱，牛膝三两二钱，麻黄三两，去节，厚朴三两一分，当归三两半，共为末，每服二两，以酒二升煎，放温，草后灌之。

治水牛气胀。白芷一两，茴香、官桂、细辛各一两一钱，桔梗一两二钱，芍药、苍术各一两三钱，橘皮九钱半，共为末，每服一两①，盐水一升同煎，候温灌之。

治水牛水泻。青皮、陈皮各二两一钱，白矾一两九钱，苍术、橡斗子、干姜各二两一钱，枳壳二两九钱，芍药、细辛各二两半，茴香二两三钱，共为末，每服一两，用生姜一两，盐三钱，水二升，同煎，灌之。

治水牛温疫。水牛患热瘟疫，用人参、芍药、黄柏各二②两半，贝母、知母、白矾、黄连、防风各二两三钱，山栀、郁金、黄芩各二两四钱，瓜蒌、桔梗各二两，大黄一两九钱，共为末，每服二两，以蜜二两，砂糖一两，生姜五钱，水二升，同调，灌之。

看马捷法。头欲高峻。面欲瘦而少肉。耳欲得小，耳

---

① 两:《便民图纂》卷十四此后有"加生姜一两"。
② 二：此字底本残缺，据《便民图纂》卷十四补。

小则肝小，而识人意。颈①短者，性最快。鼻大则肺大而能奔。眼欲得大，眼大则心大而猛利不惊，眼下无肉多咬人。肾欲得小。肠欲厚，则腹下广方而平。臁欲得小，臁小则脾小而易养。胸堂欲阔。肋骨过十二条者良。三山骨②欲平则易肥。四蹄欲注实则能负重。腹下两边生逆毛到臁者良。望之大，就之小，筋马也；望之小，就之大，肉马也。至瘦欲见其肉，至肥欲见其骨。今之买马，且看眼鼻大、筋骨粗、行立好，便是好马。

相马毛旋③。歌括云：项上须生旋，有之不用夸，还缘不利长，所以号腾蛇。后有丧门旋，前兼有挟尸，劝君不用畜，无事已须疑。牛额并衔祸，非④常害长多，古人如是说，此事不虚歌。带剑浑闲事，丧门不可当，的卢如入口，有福也须防。黑色耳全白，从来号孝头，假饶千里足，奉劝不须留。背上毛生旋，驴骡亦有之，只惟鞍贴下，此者是驰尸。衔祸口边冲，时间过又逢，古人称是病，焉做不言凶。眼下毛生旋，遥看是泪痕，假饶福也病，无⑤祸亦防侵。毛病深知害，妨人不在占，大都知此类，无祸也宜嫌。檐耳驰鬃项，虽然毛病殊，若然兼豹

① 颈：《便民图纂》卷十四作"紧"。

② 三山骨：马后背近股外的骨骼。

③ 旋：毛发呈旋涡状之处。

④ 非：原作"者"，属上读，句式与上下文不类。据《便民图纂》卷十四改。

⑤ 病无：此2字底本残缺，据《便民图纂》卷十四补。

尾，有实不如无①。

养马法。马者，火畜也，其性恶湿，利居高燥之地，忌作房于午位上。日夜喂饲，仲春群，盖顺其性也。季春必嗮，恐其退也。盛夏午间，必牵于水浸之，恐其伤于暑也。季冬稍遮蔽之，恐其伤于寒也。嗮以猪胆、犬胆和料喂之，欲其肥也。喂料时，须择新草，筛簸豆料。若熟料，用新汲水浸淘放冷，方可喂饲。一夜须二三次起喂草料。若天热②时，不宜加熟料，止可用豌豆、大麦之类生喂。夏月自早至晚，宜饮水三次，秋冬只饮一次可也。饮宜新水，宿水能令马病。冬月饮毕，亦宜缓骑数里。卸鞍，不宜当檐下，风吹则成病。

治马诸病。用白凤仙花连根叶熬成膏，抹于马眼角上，汗出即愈。

治马诸疮。用夜合花叶、黄丹、干姜、槟榔、五倍子为末，先以盐浆水洗疮，后用麻油加轻粉调傅。

治马伤料。用生萝卜三五个，切作片子嗮之。

治马伤水。用葱、盐、油相和，搓作团，纳鼻中，以手掩其鼻，令气不通，良久泪出即止。

治马错水。缘驰骤喘息未定，即与水饮，须臾两耳并鼻息皆冷，或流冷泪，即此证也。先烧人乱发，熏两鼻。后用川乌、草乌、白芷、猪牙、皂角、胡椒各等分，麝香少许为细末，用竹筒盛药一字，吹入鼻中，立效。又法，

---

① 若然……不如无：此10字原作"若然兼豹有实"，据《便民图纂》卷十四改。

② 热：原作"熟"，据《便民图纂》卷十四改。

葱一握，盐一两，同杵为泥，罨①两鼻内，须臾打嚏，清水流出，是其效也。

治马患眼。青盐、黄连、马牙硝、蕤仁各等分，同研为末，用蜜煎，入瓷瓶内盛贮。点时旋②取多少，以井水浸化。

治马颊骨胀。用羊蹄根草四十九个，烧灰熨骨上，冷即换之。如无羊蹄根，以杨柳枝如指头大者，炙热熨之。

治马喉肿。螺青、川芎、知母、川郁金、牛蒡炒、薄荷、贝母同为末，每服二两，蜜二两，用水煎沸，候温调灌。又法：取干马粪置瓶中，以头发覆盖，烧烟，熏其两鼻。

治马舌硬。款冬花、瞿麦、山栀子、地仙草、青黛、硼砂、朴硝、油烟墨等分为细末，每用半两许，涂舌上，立瘥。

治马膈痛。羌活、白药、甜瓜子、当归、没药为末，春夏浆水加蜜，秋冬小便调。疗膈痛，低头难，不食草。

治马伤脾。用厚朴去粗皮为末，同姜枣煎，灌。一应脾胃有伤，不食水草，褰③唇似笑，鼻中气短，宜速与此药。

治马心热。甘草、芒硝、黄柏、大黄、山栀子、瓜蒌为末，水调灌。一应心肺壅热，口鼻流血，跳踯烦燥，宜急与此药。

---

① 罨（yǎn 掩）：掩覆。
② 旋：随意。
③ 褰（qiān 千）：张开。

治马肺毒。天门冬、知母、贝母、紫苏、芒硝、黄芩、甘草、薄荷叶同为末，饭汤入少许醋调灌。疗肺毒热极，鼻中喷水。

治马肝①壅。朴硝、黄连为末，男子头发烧灰存性，浆水调灌。一应邪气冲肝，眼目似睡，忽然眩倒，此方治之。

治马卒热肚胀。用蓝汁二升，井花水二升，和灌之。

治马肾搐。乌药、芍药、当归、玄参、山茵陈、白芷、山药、杏仁、秦艽，每服一两，酒一大升，同煎，温灌，隔日再灌。

治马流沫②。当归、菖蒲、白术、泽泻、赤石脂、枳壳、厚朴、甘草为末，每服两半，酒一升，葱白三握，同水煎，温灌。

治马气喘。玄参、葶苈、升麻、牛蒡、兜铃、黄芪、知母、贝母同为末，每服二两，浆水调，草后灌之。

治马哐喘毛焦。用大麻子拣净一升喂之，大效。

治马尿血。黄芪、乌药、芍药、山茵陈、地黄、兜铃、枇杷叶为末，浆水煎沸，候冷调灌。

治马结尿。滑石、朴硝、木通、车前子为末，每服一两，温水调灌，隔时再服。结甚，则加山栀子、赤芍药。

治马结粪。皂角烧灰存性，大黄、枳壳、麻子仁、黄连、厚朴为末，清米泔调灌。若肠突，加蔓荆子仁③同

---

① 肝：原作"畔"，据《便民图纂》卷十四改。
② 沫：原作"洙"，据《便民图纂》卷十四改。
③ 仁：《便民图纂》卷十四作"末"。

调灌。

治马伤蹄。大黄、五灵脂、木鳖子去油、海桐皮、甘草、土黄①、芸薹子、白芥子为末，黄米粥调药，摊帛上裹之。

治马发黄。黄柏、雄黄、木鳖子仁等分为末，醋调涂疮上，纸贴之。初见黄肿处，便用针。遍，即涂药。

治马急起卧。取壁上多年石灰，细杵，罗，用酒调二两灌之，立效。

治马疥癣。马疥癣及瘙痒，用川芎、大黄、防风、全蝎各一②两，荆芥穗五两，为细末，分作五服，白汤调，冷灌之。

治马梁脊破成疮，不能骑坐。如未破，将马脚下湿稀泥涂上，干即再易湿者，三五次自消，或只用沟中青臭泥亦可。已破成疮者，用黄丹、枯白矾、生姜烧存性、人天灵盖烧存性，各分为末，入麝香少许。疮干，用麻油调，若疮湿有脓，用浆水同葱白煎汤洗净，傅之，立效。

治马中结。穿山甲炒黄色、大黄、郁李仁各一两，风化石灰一合，如无灰，以朴硝四两代之，共为细末，作一服，用麻油四两，酽醋一升，调匀灌之，立效。如灌药不通，用③猪牙皂角为细末，同麻油各四两，和匀，填粪门中。再灌前药，一服即透。

---

① 土黄：金石药，《本草纲目》卷十谓其有"枯瘤赘痔乳，食瘘疬并诸疮恶肉"之效。

② 一：原残缺，据《便民图纂》卷十四补。

③ 用：原作"周"，据《便民图纂》卷十四改。

常啖马药。郁金、大黄、甘草、贝母、山栀子、白药、黄药、款花、黄柏、黄连、知母、桔梗各等分为末，每服二两，以酒①蜜和，灌之。若驹则随其大小，量为加减。

养羊法。羊者，火畜也，其性恶湿，利居高燥，作栅宜高，常除粪秽。若食秋露水草则生疮。凡羊种，以腊月、正月所生之羔为上，十一月及二月生者次之。大率十口二羝，少则不孕，多则乱群。羝无角者更佳，有角者喜相触，伤胎所由也。

栈②羊法。向九月初买膘羯羊，多则成百，少则不过数十腔③。初来时与细切干草，少著糟水拌，经五七日后，渐次加磨破黑豆，稠糟水拌之。每羊少饲，不可多与，与多则不食，可惜草料，又兼不得肥。勿与水吃，吃水则退膘溺多。可一日六七次上草，不可大饱，大饱则有伤。少则不饱，不饱则减膘。栏圈常变要清净，一年之中，勿喂青草，喂之则减膘破腹，不肯食枯草矣。

治羊夹蹄。以羖羊脂煎熟④去渣，取铁箆子烧令热，将脂匀涂箆上烙之，勿令入水，次日即愈。

治羊疥癞。藜芦根不拘多少槌碎，以米泔浸之，瓶盛塞口，置灶边，令暖数日，味酸可用。先以瓦片刮疥处令

---

① 酒：《便民图纂》卷十四作"油"。
② 栈（zhàn 站）：在饲养牲畜的栅栏内加料精养。
③ 腔：量词，多用指牲口个体。庾信《谢滕王赉猪启》："奉教垂赉肥豕一腔。"
④ 熟：原作"热"，据《便民图纂》卷十四改。

赤，用温汤洗去疮甲，拭干，以药涂上，两次即愈。若疥多，宜渐涂之，偏涂恐不胜痛。

治羊中水。先以水洗眼及鼻中脓污①令净②，用盐一大撮，就将沸汤研化，候冷澄清汁，用③鸡子清少许，灌鼻内，五日后渐愈。

养猪法。母猪取短喙无柔毛者良，喙长则牙多，一厢三牙以上者不可养，为其难得肥也。牝者子母不同圈，子母若同圈，喜相聚而不食。牡者同圈则无害。

肥猪法。麻子二升，捣十余杵，盐一升同煮，和糠三升饲之，立肥。

治猪病。割去尾尖，出血即愈。若瘟疫，用萝卜或菜及梓树叶与食之。不食难救。

养犬法。凡人家勿养高脚狗，彼多喜上桌凳灶上。养矮脚者便④益。纯白者能为怪，勿畜之。

治狗病。用水调平胃散灌之，加去壳巴豆尤妙。

治狗卒死。用葵根塞鼻可活。

治狗癫。狗遍身脓癞，用百部浓煎汁涂之。

狗蝇多者，以香油遍擦，立去。

相猫法。猫儿身短最为良，眼用金银尾用长，面似虎威声要喊，老鼠闻之自避藏。

---

① 污：原作"汗"，据《便民图纂》卷十四改。
② 净：其后原衍"水"，据《便民图纂》卷十四删。
③ 用：《便民图纂》卷十四作"注"，义胜。
④ 便：原作"连"，据《便民图纂》卷十四改。

治猫病。凡猫病，用乌药磨水灌之。若偎火①疲瘵，用硫黄少许，入猪肠中，炮熟喂之，或入鱼肠中喂之亦可。小猫误被人踏死，用苏木浓煎汤，滤去渣，灌之。

相鹅鸭法。鹅鸭母，其头欲小。口上齕②有小珠满五者，生卵多，满三者为次。

栈鹅易肥法。稻子或小麦、大麦不计，煮熟③。先用砖盖成小屋，放鹅在内，勿令转侧，门以大棒签④之⑤，只令出头吃食，日喂三四次，夜多与食，勿令住口⑥。如此五日必肥。

养雌鸭法。每年五月五日，不得放栖，只干喂，不得与水，则日日生卵⑦，不然或生或不生。土硫黄饲之易肥。

养鸡法。鸡种取桑落时者良，春夏生者不佳。鸡春夏雏，二十日内无令出窠，饲以燥饭，若湿饭则脐生脓。不宜烧柳木柴，大者瘦⑧，小者死。喂小麦易大。

栈鸡易肥法。以油和面，捻成指尖大块，日与十数枚食之。又以做成硬饭，同土硫黄研细，每次与半钱许，同饭拌匀，喂数日即肥。

养生鸡法。鸡初来时，即以净温水洗其脚，自然

---

① 火：原作"大"，据《便民图纂》卷十四改。
② 齕（hé 何）：原作"龄"，据《便民图纂》卷十四改。用同"颌"。
③ 熟：原作"热"，据《便民图纂》卷十四改。
④ 签：插。
⑤ 之：《便民图纂》卷十四作"定"。
⑥ 口：原作"日"，据《便民图纂》卷十四改。
⑦ 卵：原作"卯"，据《便民图纂》卷十四改。
⑧ 瘦：《便民图纂》卷十四作"盲"。

不^①走。

治鸡杂病。凡鸡杂病，以真麻油灌之，皆立愈。若中蜈蚣毒，则研茱萸解之。

治斗鸡病。以雄子黄末搜饭饲之，可去其胃虫。此药性热，又可使其力健。

养鱼法。陶朱公曰：治生之法有五，水畜第一，鱼池是也。池中作九洲，求鲤鱼二月上庚日纳池中，令水无声，鱼必生。至四月纳一神守，六月二神守，八月三神守。神守者，鳖也。所以纳鳖，鳞虫三百六十，蛟龙为之长，而将鱼飞去，有鳖则鱼不去，在池中周绕九州无穷，自谓江湖也。养鲤者，鲤不相食，易长又贵也。

治鱼病。凡鱼遭毒翻白，急疏去毒水，别引新水入池，多取芭蕉叶捣碎，置新水来^②处，使吸之则解。或以溺浇池面亦佳。

治鹿病。宜用盐拌豆料喂之，常喂以豌豆亦佳。

治猿病。小猿宜喂以人参、黄芪，若大猿则以萝卜喂之。

治鹤病。用蛇鼠及大麦，并宜煮熟^③喂之。

治鸽病。用古墙上螺蛳壳，并续随子、银杏，捣为丸，每喂十丸。若为鹰所伤，宜取地黄研汁浸米^④饲之。

---

① 不：原残作"一"，据《便民图纂》卷十四改。
② 来：原作"米"，据《便民图纂》卷十四改。
③ 熟：原作"热"，据《便民图纂》卷十四改。
④ 米：原作"未"，据《便民图纂》卷十四改

治百鸟疮。百鸟吃恶水，鼻凹生烂疮。甜①瓜蒂为末傅之，愈。

蟹以黑犬血灌之，三日烧之，诸鼠毕至，捉送山谷中。

治蚊虫。以鳗鲡鱼干者于室烧之，即蚊子化为水②。

鳅鱼短小，常在泥③中，主狗及牛瘦。取一二枚，以竹④筒从口及鼻生灌之，立肥也。

治牛马六畜水谷疫⑤病。酒和麝香少许灌之。

治牛马疫病。以黄柏皮和醋灌之。

治六畜天行时气病，豌豆疮方。浓煮黍穰汁洗之，一茎⑥是穄⑦穰，则不瘥。疮若黑者，杵蒜封之。亦可煮干芸薹洗之。

治牛伤热。取胡麻捣汁灌之，立瘥。

六畜食米胀欲死者。煮曲汁灌之，立消。

牛生衣不下。取六月六日曲末三合，酒一升，灌入便下。

牛马疫病。和醋灌之，即愈。

疗牛疫疾。獭屎二升，汤淋取汁，灌之。

---

① 甜：原作"蚶"，据《便民图纂》卷十四改。
② 水：原残缺，据《政和本草》卷二十一补。
③ 泥：原作"沉"，据《政和本草》卷二十一改。
④ 竹：原残缺，据《政和本草》卷二十一补。
⑤ 疫：原作"度"，据《外台秘要》卷四十改。
⑥ 茎：原作"芏"，据《备急千金要方》卷八改。
⑦ 穄（jì季）：一种粮食作物，与黍相似，但不黏。《一切经音义》卷十五引《说文解字》："穄，穈也。似黍而不黏者，关西谓之穈。"

治牛有非时吃着杂虫，腹胀满。取燕粪一合，以水浆二升相合灌之，效。

辰日塞鼠穴则无鼠。

又，寅日塞鼠穴亦无鼠。

腊后遇除日，取鼠头烧灰，于地上埋之，永无鼠耗。

兽虫伤门

治蝎螫伤。以矾石一两，煎矾末于醋中，浸伤处。

治驴涎、马汁毒所伤。白矾飞过，黄丹炒过，□□①相和，水调，贴伤处。

疗猘②犬咬人。参③矾石末纳疮中裹之，止痛，疮速愈。

治蝎螫咬人。黄丹醋调涂之。

治狗咬破伤风。以人参不计多少，桑柴火上烧，令烟绝，用瓦盏研为末，掺在疮上，立效。

猘犬咬人。捣地黄汁饮之，并涂疮口，百度止。

治马咬。益母草细切，和醋炒，封之。

治鳖瘕④。蓝叶一斤捣，以水三升绞取汁，服一升，日二，良。

治虎伤人疮。取青布紧卷作缠，烧一头，纳竹筒中射

---

① □□：据《政和本草》卷三，疑为"等分"二字。

② 猘（zhì 制）：疯狗。《广韵·祭韵》："猘，狂犬。"

③ 参：加入。宋应星《天工开物》："参水浸于盂内。"

④ 鳖瘕：原作"鳖瘕"，据《备急千金要方》卷十一改。腹中瘕结如鳖之形状者。

疮口，令烟熏入疮中，佳。

昔张荐员外在剑南为张延赏判官，忽被斑蜘蛛咬项上，一宿，咬处有二道赤色，细如箸①，绕项上，下至心。经两宿，头面肿疼，如数升盘大，肚渐肿，几至不救。张相素重荐，因出家财五百千，并荐家财又数百千，募能疗者。忽一人应召者云可治，张相初不信，欲验其方，遂令目前合药。其人云：不惜方，当疗人性命耳。遂取大蓝汁一瓷碗，取蜘蛛投之，良久，方出得汁中，甚困不能动。又②别捣蓝汁，加麝香末，更取蜘蛛投汁中，随化为水。张相及诸人甚异之，遂令点于咬处，两日内悉平愈，但咬处作小疮，痂落如旧。

治蛇③虫。漏芦，杵，以饼臛④和方寸匕服之。

治虎犬咬人。干姜为末，以纳疮中，立瘥。

治诸蛇毒螫人欲死兼辟蛇。干姜、雄黄等分同研，用小绢带盛，系臂上，男左女右，蛇闻药气逆避人。螫毒，傅之。

治毒蛇并射工、沙虱⑤等伤，眼黑口噤，手脚强直，毒攻腹内成块，逡巡⑥不救。宜用苍耳嫩叶一握，研取汁，温酒和灌之，将滓厚罨所伤处。

蟨虫蚀下部。以泥作罂，以竹筒如指大，一头坐罂缸

---

① 箸：原作“著”，据《政和本草》卷七改。

② 又：原残缺，据《政和本草》补。

③ 蛇：《政和本草》卷七作“蚖”。

④ 臛（hùo 霍）：原作“臞”，据《政和本草》卷七改。臛，肉羹。

⑤ 沙虱：原作“沙风”，据《政和本草》卷八改。沙虱，水中害人之虫。

⑥ 逡巡（qūn xún）：顷刻。

中，一头纳下部孔中，以鸡子大艾一团烧之，以泥作罂口吹之，常令艾烟熏下部，强人可益久，良。

百部，味苦，无毒。治疳蛔及传尸骨蒸劳，杀蛔虫、寸白蛔虫，并治一切树木蛀虫，亦可杀蝇蒙。

治诸虫毒所伤。青黛、雄黄等分，同研为末，新汲水，二钱匕①。

又，青黛杀恶虫，物化为水。

治马汗入疮，肿毒渐甚，宜急疗之，迟则毒深难理②。以生乌头末傅疮口，良久有黄水出，立愈。

蜈蚣螫人。麻鞋履底炙以揩③之，即瘥。

犬④食马肉生狂方。忽鼻头燥，眼赤，不食，避人身者，皆欲发狂。便宜枸杞子汁煮粥食之，即不狂。若不肯食，以盐涂其鼻及唇，既舐之，则欲食矣。

治蜈蚣及蜘蛛毒。取桑白皮汁傅之，效。

治蜈蚣咬人。以头垢腻和苦参末，酒调傅之。

治鼠咬人。麝香细研，蜜调涂之，瘥。

剥马被骨刺破，中毒欲死。取剥马腹中粪后，马尿洗之，以粪傅之，大验。绞粪汁饮之，效。

羊乳，疗蜘蛛咬，遍身生丝者，生饮之即愈。刘禹锡《传信方》载其效云：贞元十一年，余至奚吏部宅坐客，

---

① 二钱匕：《政和本草》卷九作"调下二钱匕"，于义为顺。
② 毒深难理：此4字底本残缺，据《政和本草》卷十补。
③ 揩：原作"楷"，据《政和本草》卷十一改。
④ 犬：原作"人"，据《政和本草》卷十二改。

有崔员外因话及此。崔云目①击有人为蜘蛛咬，腹大如有妊，遍身生丝，其家弃之，乞食于道，有僧教吃羊乳，未几而疾平。

治蜈蚣咬人，痛不止。烧鸡屎，酒和服之，佳。又，取鸡屎和醋傅之。

蛐蟮咬，以鸭屎傅疮。

五月取浮萍日干，烧烟去蚊。

白颈蚯蚓，自死者良，然亦应候而鸣。此物有毒。昔有病腹大，夜闻蚯蚓鸣于身，有人教用盐水浸之而愈。崇宁末年，陇州兵暑月中②，遂不救。后数日，又有人被其毒，博识者教以先饮盐汤一杯，次以盐汤漫③足，乃愈。今入药，当去子微炙④。若治肾脏风下疰病，不可阙也，仍须盐汤送。王荆公⑤所谓"槁壤太牢俱有味，可能蚯蚓独清⑥廉"者也。

治诸虫入耳。取桃叶熟挼塞两耳，出。

治蚁入耳。烧鳞鲤甲⑦，以水调末，灌之即出。

---

① 目：原作"日"，据《政和本草》卷十七改。

② 中：其后《政和本草》卷二十二有"在倅厅前，跣立厅下，为蚯蚓所中"，于义为顺。

③ 漫：《政和本草》卷二十二作"浸"。

④ 当去子微炙：此5字《政和本草》卷二十二作"当去土了微炙"，义胜。

⑤ 王荆公：原作"至荆公"，据《政和本草》卷二十二改。王荆公即王安石。

⑥ 清：原作"溃"，王安石《舒州被召试不赴偶书》作"槁壤太牢俱有味，可能蚯蚓独清廉"，据改。

⑦ 鳞鲤甲：穿山甲之别名。

治疳虫蚀鼻生疮。烧杏核，压取油，傅之，愈。

治坠马扑损，瘀血在内，烦闷。取东引杏枝三两，细剉，微熬，好酒二升煎十余沸，去渣，分为二服，空心。如人行三四里，再服。

治百节蚰蜒并蚁入耳。以苦醋注之即出。

治飞蛾入耳。酱汁灌入耳即出。又，击①铜器于耳旁。

治食鸭肉成病，胸满，面赤，不下食。用秫米汁，服一中盏。

人有食桃病，时已晚，无复治。就桃树开得枭桃②，烧服之，暂吐，病即愈。

治下部虫啮。杵梅、桃叶一斛，蒸之，令极热，纳小器③中，大布上坐，虫死。

伏翼④，主蚊子。五月五日取倒悬者，晒干，和桂、薰陆香为末，烧之，蚊子去。

治射工毒。以独头蒜切之，厚三分以来，贴疮上，灸之疮⑤上，令热气射入，瘥。

虫已食下部，肛尽肠穿者。取长股虾蟆青背者一枚，鸡骨一分，烧为末，合吹下部，令深入。

苏，主鸡瘕，《本经》不著。南齐褚澄善医，为吴郡太守，百姓李道念以公事到郡，澄见谓曰：汝有重病。答

---

① 击：原作"制"，据《太平圣惠方》卷三十六改。

② 枭桃：经冬不落的桃子。《尔雅翼·释木·桃》："桃之实，在木上不落者名枭桃。"

③ 小器：此2字底本残缺，据《政和本草》卷二十三补。

④ 伏翼：蝙蝠。

⑤ 疮：《政和本草》卷二十九作"蒜"，义胜。

曰：旧有冷病，至今五年，众医不瘥。澄为诊，曰：汝病非冷非热，当是食白瀹①鸡子过多所至。令取苏一升煮服，仍吐一物如升，涎裹之，能动，开看是鸡雏，羽、翅、爪、距具②足，能行走。澄曰：此未③尽。更服所余药，又吐得如向者鸡十三头，而病都瘥。一说乃是用蒜煮服之。

治食蟹中毒。紫苏煮汁，饮之二升。以子汁饮之亦治。凡蟹未经霜者多毒。

秫米，无毒。犬咬、冻疮并嚼傅之，甚效。

蛟龙子，生在芹菜上，食之入腹，变成龙子，须慎之。饧④、粳米、杏仁、乳饼煮粥，食之三升，日三服，吐出蛟龙子有两头。开皇元年，贾桥有人吐出蛟龙，大验。无所忌。

黍米，性寒。患鳖瘕者，以新熟赤黍米淘取泔汁，生服一⑤升，不过三度愈。

有少年眼中常见一镜子。赵卿诈之曰：来晨以鱼鲙奉候。及期，延于阒⑥内，从容久饥⑦，候客退方得攀接。俄⑧而台上施一瓯芥醋，更无他味。少年饥甚，闻芥醋香，

---

① 瀹（yuè 月）：原作"龠"，据《政和本草》卷二十八改。瀹，煮也。

② 具：原作"其"，据《政和本草》卷二十八改。

③ 未：原脱，据《政和本草》卷二十八补。

④ 饧：原作"锡"，据《政和本草》卷二十五改。

⑤ 一：此字底本残缺，据《政和本草》卷二十五补。

⑥ 阒（niè 聂）：门橛，古代门中间竖的木柱，引申为门。《汉书·王尊传》："阒内不理，无以整外。"

⑦ 从容久饥：《北梦琐言》卷十作"且令从容"，于义为顺。

⑧ 俄：原作"饿"，据《北梦琐言》卷十改。俄而，一会儿。

轻啜之，逡巡再啜，遂觉中豁然，眼花不见。卿云：君吃鱼鲙已太多，非①芥醋不快，故权诳而愈其疾也。

败扇②，主蚊子。新造屋柱下四隅埋之，蚊永不入。

治疯癫犬所伤。用大斑蝥二十一个，去头、翅、足，用糯米一勺，先将七个入米内熳③火炒，不令焦，去蝥④，再入七个，炒令色变，俱去之。又入七个，炒以米色，出赤烟为度，去蝥不用，只将米研为末，用冷水入清油少许，空心调服。须臾又一服，以小便利下恶毒⑤为度。如不利，又进一服。利后肚疼，急用冷水调青靛服之，黄连水亦可，不食热物。

治癫犬所伤，或经久复发，无药可疗，用此极验。雄黄五钱研，麝香少许研，上同研匀，用酒调二钱服。如不服，捏鼻灌之。必使得睡，切勿惊□日⑥自醒。候利下恶物，再进一服。

治法⑦犬⑧咬蛇伤，不可便贴膏药及生肌散之类，谓毒不出也。当先用导水丸、禹功散或通经散，泻十余行，即

---

① 非：原脱，据《北梦琐言》卷十补。

② 败扇：蒲葵叶。

③ 熳：《世医得效方》卷十作"微"。"熳"古同"漫"，"漫"通"慢"。赵与时《宾退录》："蔡襄如少年女子，体态娇娆，行步缓漫。"

④ 去蝥：原作"去苗"，《世医得效方》卷十作"去此斑蝥"，义胜，据改。下文"去蝥不用"亦同。

⑤ 毒：原脱，据《世医得效方》卷十补。

⑥ □日：前字残缺，"日"疑误，《世医得效方》卷十作"起，任其"，于义为顺。

⑦ 法：疑误，《儒门事亲》卷五作"夫"，义胜。

⑧ 犬：原作"大"，据《儒门事亲》卷五改。

时减肿，然后敷调。

蛇伤门

治蛇咬蝎螫。烧刀子头令赤，以白矾置刀上，著成汁，便热滴咬处，立瘥。此极神验，得效者数十人。正元十三年，有两僧流河南到邓州，俱为蛇啮，令用此法救之，傅药了便瘥，更无他苦。

入山林，带雄黄即不畏蛇。若蛇中人，以少许末傅之即愈。

蛇骨刺人毒痛。以铁精粉如豆大许，以管吹疮内。

治蛇咬^①疮。桑树白皮汁傅之，瘥。

治因热取凉睡，有蛇入口中，抛^②不出。刀破蛇尾，纳生椒三二粒，裹著，须臾即出。

蛇毒。以闭口椒并叶捣，傅之，瘥。

治蛇咬。以人屎厚傅裹之即消。

辟蛇，治蛇。可烧羖羊角，令有烟出，蛇即去矣。

带雄黄入山林，即不畏蛇。若蛇中人，以少许末傅之，登时愈。蛇虽多种，唯蝮蛇及青金蛇中人为^③至急，不治一日即死，人不晓治之。方术者为二^④蛇中人，即以刀急割疮肉投地，其肉沸如火炙，须臾尽焦，而人得活也。此蛇七月、八月毒盛之时，不得啮人，其毒不泄，乃

---

① 咬：原作"蛟"，据《普济方》卷三百六改。
② 抛：《政和本草》卷十四作"挽"，义胜。
③ 为：此字底本残缺，据《政和本草》卷四补。
④ 二：此字底本残缺，据《政和本草》卷四补。

以牙刺大竹木，即亦焦枯。

治一切蛇虫伤。用贝母为末，酒调服，能饮者，量饮之。顷久，酒自伤处为水流出，候水尽，却以药渣傅之患处，即愈。

凡一应蛇虺蜈蚣伤，用艾炷灸伤处三五壮，拔去毒，效。犬咬，灸之亦可。

词曰：

　　绳扎蛇毒两头住，细研白芷药来傅。

　　麦门冬汤调五服，急服自然消散去。

又曰：

　　龙脑薄荷治蛇毒，研汁调磨温酒服。

　　手涂伤处露中心，毒气出来自平服。

博物门

晋温峤过牛渚矶，水深不可测，世云其下多怪物，峤遂燃犀角而照之，须臾见水族覆火，奇形异①状，或乘车马，着赤衣者。峤其夜梦人谓己曰：与君幽明自别，何意相照也。意甚恶。未旬而卒。

通天犀②为③之骇鸡犀，以角煮毒药为汤，皆生白沫，无复毒势。

---

　　① 异：此字底本残缺，据《政和本草》卷十七补。

　　② 通天犀：犀角之一种，《抱朴子·登涉》曰："以角盛米置群鸡中，鸡欲啄之，未至数寸，即惊却退，故南人或名通天犀为骇鸡犀。"

　　③ 为：通"谓"。《荀子·劝学》："兰槐之根是为芷。"

宗易①尝言：石驸马保吉知陈州，其州廨②一皆新之，每毁③旧屋，则坐于下风，尘自分去，人皆④怪之，盖其所服辟尘犀也。

虎威，令人有威，带之临官佳，无官为人所憎。威，有骨如乙字，长一寸，在虎胁两旁，破肉取之。尾端亦有，不如胁者。

燕有两种，有胡有越。紫胸、性⑤小者是越燕，不入药用。胸斑黑、声大者是胡燕，俗呼胡燕为夏侯，其作窠喜长，其作窠有容一匹绢者，令家富。窠亦入药用，与屎同，多以作汤洗浴，疗小儿惊邪也⑥。窠户有北向及尾倒末色白者，皆是数百岁燕，食之延年。凡燕肉不可食，令人入水为蛟所吞。亦不宜杀之。胡燕卵，主水浮肿，肉，出痔虫。越燕屎亦疗痔，杀虫，去目医⑦也。

鸟之雌雄难别，取其翼，左覆右是雄，右覆左是雌。又，烧毛作屑，纳水中，沉者是雄，浮者是雌。

富家中庭土，七月丑日取之泥灶，令人富，勿令人知⑧。

---

① 宗易：李宗易，宋天禧三年进士。
② 州廨（xiè 谢）：州署，州衙。
③ 毁：原作"许"，据《政和本草》卷十七改。
④ 皆：其下原涉上文而衍"人"，依文义删。
⑤ 性：《政和本草》卷十九作"轻"。
⑥ 也：原作"地"，据《政和本草》卷十九改。
⑦ 医：通"瞖"。《韩非子·八经》："医曰诡，诡曰易。"俞樾曰："医当作瞖。瞖者，蔽也。"
⑧ 富家……勿令人知：此20字原为"鸟之雌雄难别"条中文，其义与别鸟之雌雄不类，故现别出单行。

榆皮湿捣，治如糊，用粘瓦石极有功。

槐花，今染家亦用，收时折其未开花，煮二沸，出之釜中，有所澄下稠黄渣，渗漉为饼，染色更鲜明。

磨针锋则能指南，然常偏东，不全南也。其法取新纩①中独缕，以半芥子许蜡，缀于针腰，无风处垂之，则针常指南。以针横贯灯心，浮水上，亦指南。然常偏丙位，盖丙为大②火，庚辛金受制，故如是，物理相感耳。

苍术乃长生之药，服之可以长生，烧之可以辟鬼。

雄黄，末之，点鼻中可以辟瘟，服之可以解毒蛇毒。

虎骨，能治腰脚病，又能辟邪。

合诸香门

玄参，道家时用合香，其法以玄参、甘松香各杵末，均秤分两，盛以大酒瓶，投白蜜渍，令瓶七八分，封系头，安釜中，煮不住火，一伏时止火，候冷，破瓶取出，再捣熟，如干，更用蜜和，瓷器盛，荫埋地中，旋取，使入龙脑搜。亦可以熏衣。

凡取得玄参后，须用蒲草重重相隔，令甑蒸两伏时候，出，干晒。使用勿令犯铜，饵之后噎人喉，丧人目。拣去蒲草尽了，用之。

松树皮绿衣，名艾纳，合和诸香烧之，其烟团聚，青白可爱。

---

① 纩（kuàng 况）：绵絮。《说文·糸部》："纩，絮也。"
② 大：原涉下文而作"火"，据《政和本草》卷四改。

烧香法。用玄参一斤，甘松六两，为末，炼蜜一斤和匀，入瓷瓶内封闭，地中埋窨^①十日取出。更用灰末六两，更炼蜜六两^②，和令匀，入瓶内封，更窨五日取出。烧令其鼻中常闻其香，疾自愈。又治患劳人也。

枫实，大如鸭卵，八月、九月熟，曝干可烧。《南方草木状》曰：枫实，惟九真有之，用之有神效，乃难得之物，其脂为白胶香。

务勤门

彭用光按：先哲格言曰为人有三勤。

一曰一生之计在于勤。尝谓欲求生富贵，须下苦工夫。此是尽力于畎^③亩，尽力于读书也，勤于政事功名忠孝也。

一曰一年之计在于春。尝谓当春不用力，秋后受饥寒。此是当勤于春夏也。

一曰一日之计在于寅。尝谓晏眠懒惰，古云早起三朝当一工。此是勤谨为先也。

古诗勤务学诗曰：

> 勤是文房一字箴，学无止法探深深。
> 孔犹愤悱思终夜，禹亦憔劳惜寸阴。
> 人百已千须努力，朝三暮四莫关心。
> 乃翁头白何曾懒，念读陈编直到今。

---

① 窨（yìn 印）：深藏，窨藏。
② 更炼蜜六两：原无，据《政和本草》卷八补。
③ 畎（fú 服）：耕田。

又诗曰：

三十年前好用功，圣经贤传要兼通。

青宵灯下休贪睡，白昼窗前莫学慵。

雾雨常年滋隐豹①，风云有日起潜龙②。

拳拳相勉无他意，三十年前好用功。

上诗所以劝勤学，勤学问以立功名，成事业，垂芳名于竹帛，正欲以便贫士之勤学也。

彭钝斋先生尝论：古之真正大英雄人，都从勤苦中战战兢兢、临深履薄处做将出来。又曰：古人冬月夜绩，一月得四十五日。注为每日又得半夜，为四十五日也。然则农之宵尔索绹③，儒之短檠④夜诵，岂可少哉？禹之惜寸阴，周公之夜以继日，此古圣人之勤也。胡澹庵书遗从子维宁曰：古之君子，学欲其日益，善欲其日加，德欲其日起，身欲其日省，体欲其日强，行欲其日见，心欲其日休，道欲其日章，以为未也。又曰：日知其所亡，见其所不见，一日不使其躬怠焉。其爱日如是足矣，犹以为未也。必时习焉，无一时不习。必时敏焉，无一时不敏也。其兢时如此，可以已矣，犹以为未也，则曰夜者日之余

---

① 隐豹：《列女传·陶答子妻》："南山有玄豹，雾雨七日而不下食者，何也？欲以泽其毛而成文章也，故藏而远害。犬彘不择食，以肥其身，坐而须死耳。"此以"隐豹"喻指未达之人。

② 潜龙：《易·乾》："初九，潜龙勿用。"此以"潜龙"喻指未显之人。

③ 索绹（táo 逃）：制绳索。《诗·豳风·七月》："昼尔于茅，宵尔索绹。"

④ 檠（qíng 情）：烛台。韩愈《短灯檠歌》："长檠八尺空自长，短檠二尺便且光。"

也，吾必继晷①焉。灯必亲，薪必燃，膏必焚，烛必秉，蜡必濡，萤必照，月必带，雪必映，光必隙，明必借，暗必记。呜呼！如此极矣。然而君子终夜不寝，必如孔子；鸡鸣而起，必如大舜；坐以待旦，必如周公。然则何时而已耶？此古先圣贤之勤勤于日夜如此，所以明德美功被千万世，吾人后学岂可不勤苦以自立功名，农商工贾岂可不勤苦以自给乎？

修真门

《孙真人枕上记》：

侵晨②一碗粥，晚饭莫教足。撞动景阳钟③，叩齿三十六。大寒与大热，且莫贪色欲。醉饱莫行房，五脏皆翻覆。艾火④谩⑤烧身，不⑥如独自宿。坐卧莫当风，频于暖处浴。食饱行百步，常以手摩腹。莫食无鳞鱼，诸般禽兽肉。自死禽与兽，食之多命促。土木为形象，求之有恩福。父精母生肉，那忍分南北。惜命惜身人，六白光如玉。

---

① 继晷（guǐ 鬼）：夜以继日。

② 侵晨：拂晓。

③ 景阳钟：南朝齐武帝以宫深不闻端门鼓漏声，置钟于景阳楼上，宫人闻钟声，早起装饰，后人称之为"景阳钟"。唐代李贺《画江潭苑》诗之四："今朝画眉早，不待景阳钟。"

④ 艾火：《孙真人海上方》所附《孙真人枕上记》作"火艾"。

⑤ 谩：通"漫"，随意之谓。姚合《送王求》："愿君似醉肠，莫谩生忧戚。"

⑥ 不：《孙真人海上方》所附《孙真人枕上记》作"争"。

彭用光读《悟真篇》曰：

休炼三黄①及四神②，若寻众草便非真。

阴阳得类归交感，二八相当自合亲。

潭底日红阴怪灭，山头月白药苗新。

时人要识真铅汞，不是凡砂及水银。

汉虚静天师《大道歌》曰：

大道不远在身中，物即皆空性不空。

性若不空真气住，气归元海寿无穷。

欲得身中神不出，莫向灵台留一物。

物在心中神不清，耗散真精损筋骨。

神御气兮③气留形，不须杂术自长生。

术则易知道难遇，几人遇得不专行。

所以千人万人学，毕竟终无一二成。

神气若出便收来，神返身中气自回。

如此朝朝还暮暮，自然赤子产真胎。

朱文公诗④曰：

飘飘学仙侣，遗世在云山。

盗起⑤元命秘，窃当生死关。

金鼎蟠龙虎，三年养神丹。

刀圭一入口，白日生羽翰。

---

① 三黄：硫黄、雄黄、雌黄。

② 四神：朱砂、水银、铅、硝。

③ 兮：原书为墨钉，据《遵生八笺》引《大道歌》改。

④ 朱文公诗：是诗为朱熹《斋居感兴》二十首之一。

⑤ 起：原诗作"启"。

我欲往从之，脱履谅非难①。

但恐逆天道，偷生讵能安。

仕宦门

彭用光尝读吕氏《官箴》② 曰：

当官之法，唯有三事，曰清、曰慎、曰勤。知此三者，可以保禄位，可以远耻辱，可以得上之知，可以得下之援。然世之仕者，临财当事不能自克，常自以为不必败。持不必败之意，则无所不为矣。然事常至于败，而不能自已。故设心处事，戒之在初，不可不察。借使役用权智，百端补治，幸而得免，所损已多，不若初不为之为愈也。司马子微《坐忘论》云：与其巧持于末，孰若拙戒于初。此天下之要言，当官处事之大法。用力简而见功多，无如此言者。人能思之，岂复有悔吝耶？

事君如事亲，事官长如事兄，与同僚如家人，待群吏如奴仆，爱百姓如妻子，处官事如家事，然后为能尽吾之心。如有毫末不至，皆吾心有所不尽也。

当官处事，常思有以及人。如科率③之行，既不能免，便就其间求所以使民省力，不使重为民害，其益多矣。

予尝为泰州狱掾④，颜岐夷仲以书劝予治狱次第，每一事写一幅相戒。如夏月取罪人，早间在西廊，晚间在东

---

① 履：原诗作"屦"。
② 吕氏官箴：吕本中《舍人官箴》
③ 科率：官府从民间征购物资。
④ 狱掾（yuàn 愿）：狱曹之属吏。

卷之一

四一

廊，以避日色之类。又如狱中遣人勾追之类，必使之毕其事，不可更别遣人，恐其受赂已足，不肯毕事也。又如监司郡守，严刻过当者，须平心定气，为之委曲详尽，使之相从而后已。如未肯从，再当如此详尽，其不听者少矣。

当官之法，直道为先。其有未可一向直前，或直前反败大事者，须用冯宣徽所称惠穆公秤停之法，此非特小官然也，为天下国家当知之。

黄兑刚中尝为予言，顷为县尉，每遇验尸①，虽盛暑，亦先饮少酒，捉鼻亲视。人命至重，不可避少臭秽，使人横死，无所申诉也。

范侍郎育作库务官，随行箱笼只至厅上，以防疑谤。凡若此类，皆守臣所宜详知也。

当官既自廉洁，又须关防小人。如文字历引之类，皆须明白，以防中伤，不可不至慎，不可不详知也。

当官者，难事勿辞而深避嫌疑，以至诚遇人而深避文法，如此则可以免。

前辈常言，小人之性，专务苟且，明日有事，今日得休且休。当官者不可徇②其私意，忽而不治。谚有之曰劳心不如劳力，此实要言也。

徐丞相择之尝言，前辈尽心职事，仁庙朝有为京西转运使者，一日见监窑官，问：日所烧柴凡几？窑曰：十八九窑。曰：吾所见者十一窑，何也？窑官愕然。盖转运使

---

① 每遇验尸：此4字原脱，据《东莱吕太史别集》卷六补。
② 徇：原作“狥”，据文义改。

者晨起望窑中所烧烟几道①知之。其尽心如此。

前辈尝言：吏人不怕严，只怕读。盖当官者详读公案，则情伪自见，不待严也。

当官者，凡异色人皆不宜与之相接。巫祝尼媪之类，尤宜疏绝。要以清心省事为本。

后生少年乍到官守，多为猾吏所饵，不自省察，所得毫末，而一任之间，不复敢举动。大抵作官嗜利，所得甚少，而吏人所盗不赀②矣。以此被重谴，良可惜也。

当官者，先以暴怒为戒。事有不可，当详处之，必无不中。若先暴怒，只能自害，岂能害人。前辈尝言：凡事只怕待。待者，详处之谓也。盖详处之，思虑自出，人不能中伤也。

尝见前辈作州县或狱官，每一公事难决者，必沉思静虑累日，忽然若有所得者，则是非判矣。是道也，惟不苟者能之。

处事不以聪明为先，而以尽心为急。不以集事为急，而以方便为上。

孙思邈尝言：忧于身者不拘于人，畏于己者不制于彼，慎于小者不惧于大，戒于近者不侈于远。如此则人事毕矣③。实当官之要也。

同僚之契，交承之分，有兄弟之义，至其子孙，亦世

---

① 几：原残缺，据《东莱吕太史别集》卷六补。
② 赀（zī 资）：计量。
③ 忧于……毕矣：语出《新唐书·孙思邈传》。

讲之。前辈专以①此为务，今人知之者盖少矣。又如旧举将②及尝为旧任按察官者，后己官虽在上，前辈皆避坐下坐。风俗如此，安得不厚乎？

当官者前辈多不敢就上位求荐章③，但尽心职事，所以求知也。心诚求之，虽不中，不远矣。未有学养子而后嫁者也。当官遇事，以此为心，鲜不济矣。

畏避文法④，固是常情，然世人自私者，常以文法难任，委之于人。殊不知人之自私，亦犹己之自私也。以此处事，其能有济乎？其能有后福乎？其能使子孙昌盛乎？

当官处事，务合人情。忠恕违⑤道不远，观于己而得之，未有舍此二字而能有济者也。尝有人作郡守，延一术士同处书室，后术士以公事干之，大怒叱下，竟致之理，杖背⑥编置⑦。招延此⑧人已是犯义，即与之稔熟，而干以公事，亦人常情。不从之足矣，而治之如此之峻，殆似灭绝人理。

当官大要，直不犯祸，和不害义，在人精详斟酌之耳。然求合于道理，本非私心专为己也。

---

① 以：此字底本残缺，据《东莱吕太史别集》卷六补。

② 举将：旧时称推荐者为被推荐者之举将，又称举主。

③ 荐章：推荐人才之奏章。曾巩《送宣州杜都官》："荐章交论付丞相，士行如此宜名卿。"

④ 文法：法规。《史记·李将军列传》："程不识孝景时以数直谏为太中大夫，为人廉，谨于文法。"

⑤ 违：相距，距离。郑玄注《礼记·中庸》曰："违，犹去也。"

⑥ 背：原作"脊"，据《东莱吕太史别集》卷六改。

⑦ 编置：古代官吏被贬谪至边远地区，编户安置，受地方官管束。

⑧ 此：原作"叱"，据《东莱吕太史别集》卷六改。

当官处事，但务着实。如涂擦文书，追改日月，重易押字，万一败露，得罪反重，亦非所以养诚心、事君不欺之道也。百种奸伪，不如一①实；反复变诈，不如慎始；防人疑众，不如自慎；智数周密，不如省事。不易之道。事有当死不死，其诟有甚于死者，后亦未免死；当去不去，其祸有甚于去者，后亦未必得安。世人至此，多惑乱失常，皆不知轻重义利之分也。此谓非平居熟讲，临事必不能自立，不可不慎思。古之欲委质事人，其父兄日夜亦先以此教之矣。中材以下，岂临事一朝一夕所能至哉？教之有素，其心安焉，所谓有所养也。

忍之一字，众妙之门。当官处事，尤是先务。若能清、慎、勤之外，更行一②忍，何事不辩？《书》曰：必有忍，其能有济。此处事之本也。谚曰：忍字敌灾星。少陵诗曰：忍过事堪喜。此皆切于事理，为世大法，非空言也。王沂公常说：吃得三斗酽醋，方做得宰相。盖言忍受得事也。

彭用光又读薛子③名言曰：

孔子云：不患无位，患所以立。惟亲历者知其味。余忝清要，日夜思念，于职事万无一尽，况敢恣肆于礼法之外乎？

余昨自京师来湖南，濒行，院中僚友有诵唐人"此乡

---

① 一：此字底本残缺，据《东莱吕太史别集》卷六补。

② 一：此字底本残缺，据《东莱吕太史别集》卷六补。

③ 薛子：薛瑄（1389—1464），字德温，号敬轩。明代思想家、理学家、文学家。

多宝玉，慎莫厌清贫”之句，余每不忘其规戒之厚。

为政以法律为师，亦名言①也。既知律己，又可治人。

凡国家礼文制度、法律条例之类，皆能熟观而深考之，则有以酬应世务而不戾乎时宜。

为官最要安重，下所瞻仰，一发言不当殊愧之。

深以刻薄为戒，每事当从忠厚。

不可乘喜而多言，不可乘快而易事。

人当自信自守。虽称誉之、承奉之，亦不为之加喜；虽毁谤之、侮慢之，亦不为之加阻。

张文忠公曰：左右非公，故勿与语。予深体此言，吏卒辈不严而慄然也。

事才入手，便当思其发脱。

心不可有一毫之偏向，则人必窥而知之。余尝使一走卒，见其颇敏捷，使之稍勤，下人即有趋重之意。余遂逐去之。此虽小事，以此知当官者当正大明白，不可有一毫之偏向。

戒大察，大察则无含洪②之气象。

有于一事心或不快，遂于别事处置失宜，此不敬之过也。

处事当详审安重，为之以艰难，断之以果决，事了即当若无事者。不可以处得其当而有自得之心。若然，则反为所累矣。

---

① 名言：此2字底本残缺，据薛瑄《读书录》卷一补。
② 含洪：犹含弘，包容博厚。《周易·坤卦》："含弘光大，品物咸亨。"

治人当有操纵，人不得而怨之。

伊尹曰：接下思恭。岂惟人君当然哉？有官君子，于临众处事之际，所当极其恭敬，而不可有一毫傲忽之心。不惟临众处事为然，退食宴息之时，亦当致其严肃，而不可有顷刻亵①慢之态。临政持己，内外一于恭敬，则动静无违，人欲消而天理明矣。

当事务丛杂之中，吾心当自有所主，不可用彼之扰扰而迁易也。

世有卖法以求贿者，此诚何心哉？夫法所以治奸顽也，奸顽有犯，执法以治之，则良善者获伸矣。若纳贿而纵释奸顽，则良善之冤抑何自而伸哉？使良善之冤抑不伸，则不惟不能治奸顽，而又所以长奸顽也。据高位，载显名，秉三尺②者，忍为此态乎！

胆欲大，见义必为；心欲小，文理密察。智欲圆，应物无滞；行欲方，截然有执。

噬嗑、贲、丰、旅四卦，论用刑皆离火之用，以是见用法贵乎明。噬嗑、丰以火雷，雷火交互为体，用法贵乎威明共济。贲、旅以山火，火山交互为体，贵乎明慎并用。

治狱有四要：公、慈、明、刚。公则不偏，慈则不刻，明则能照，刚则能断。

疾恶之心固不可无，然当宽心缓思，可去与否，审度

---

① 亵：原作"褻"，据《薛文清公从政名言》卷三改。亵，轻慢。
② 三尺：古时将法律条文写于长三尺之竹简上，故称法律为"三尺"。

时宜而处之，斯无悔。切不可闻恶遽怒，先自焚挠，纵使即能去恶，己亦病矣。况伤于急暴，而有过中失宜之弊乎？经曰：勿忿疾于顽①。孔子曰：肤受之诉不行②。皆当深味。

韩魏公③、范文正公④诸公，皆一片忠诚为国之心，故其事业显著，而名望孚动于天下。后世之人以私意小智自持其身，而欲事业名誉比拟前贤，难矣哉！

余直不欲妄笞一人，前时妄笞人，或终日不乐，或连日不乐。

敬以持己，谦以接人，可以寡过矣。

作事只是求心安而已，然须理明则知其可安者安之，理有未明则以不当安者为安矣。

爱民而民不亲者，皆爱之未至也。《书》曰：如保赤子⑤。诚能以如保赤子之心爱民，则民岂有不亲者哉？

锦衣玉食，古人谓惟辟⑥可以有此，以其功在天下，而分所当然也。世有一介之士⑦得志一时，即侈用无节，甚至祖衣皆绫绮之类，岂其颠覆之无日？此予有目睹其事者，可为贪侈之戒。

---

① 勿忿疾于顽：语本《尚书·君陈》："尔无忿疾于顽。"意谓对于顽固不化的人不要愤恨憎恶。

② 肤受之诉不行：语出《论语·颜渊》。意谓切肤之痛的诬告行不通。

③ 韩魏公：韩琦（1008—1075），北宋政治家、词人。《宋史》有传。

④ 范文正公：范仲淹（989—1052），北宋政治家、文学家。《宋史》有传。

⑤ 如保赤子：语出《尚书·康诰》。

⑥ 辟（bì 必）：君主。

⑦ 士：原残作"上"，据《薛文清公从政名言》卷二改。

正以处心，廉以律己，忠以事君，恭以事长，信以接物，宽以待下，敬以处事，居官之七要也。

以其能治不能，以其贤治不贤，设官之本意不过如此。有假官威剥民以自奉者，果何心哉？

静能制动，沉能制浮，宽能制褊，缓能制急。

程子①常书"视民如伤"四字于座侧，曰：某于此有愧。大贤尚然，后之临民者当何如哉？

处事当沉重详细坚正，不可轻浮忽略。故《易》多言利艰贞，盖艰贞则不致轻忽，而必以其正，所以吉也。

为政当有张弛。张而不弛则过于严，弛而不张则流于废。一张一弛，为政之中道也。

节俭朴素，人之美德。奢侈华丽，人之大恶。

人遇拂乱之事，愈当动心忍性，增益其所不能。所行有窒碍处，必思有以通之，则智益明。

固不可假公法以报私仇，亦不可假公法以报私德。

一命之士苟存心于爱物，于人必有所济。盖天下事莫非分所得为，凡事苟可用力者无不尽心其间，则民之受惠者多矣。

偶读医书，有曰：洗心曰斋，防患曰戒。吾有取焉。

枚乘曰：欲人无闻，莫若勿言；欲人无知，莫若弗为。又曰：积德累行不知其善，有时而用；弃义背理不知其恶，有时而亡。此皆名言也。

轻言戏谑最害事。盖言不妄发，则言出而人信之。苟

---

① 程子：程颢（1032—1085），北宋哲学家、教育家、诗人。《宋史》有传。

轻言戏谑，虽有诚实之言，人亦弗之信①矣。

作官常知不能尽其职，则过人远矣。

处大事不宜厉大声色，付之当然可也。

为政须通经有学术者。不学无术，虽有小能，不达大体，所为不过胥吏法律之事尔。

清心省事，为官切要，且有无限之乐。

余尝夜就枕必思一日所行之事，所行合理则恬然安寝，或有不合即展转不能寐，思有以更其失。

大丈夫心事，当如青天白日，使人得而见之可也。

此《官箴》真仕宦之药石也，使人人能遵守而力行之，则天下苍生无病苦，是医方之第一急务矣。此所以便贫民，而穷困得受恩泽也。

彭用光尝见一对云：富违仁义风中烛，贵不公廉水上沤②。

居官见任，忠君爱民，勿贪、勿暴、勿酷，子孙受福。

致仕居乡，睦族笃亲，和邻赒③贫，勿欺骨肉，勿害乡人，后胤必昌。

仕宦见任，子弟惇厚朴素，戒骄傲，戒害人，以阴骘④、天理存心。

---

① 信：原作"债"，据薛瑄《读书录》卷八改。

② 沤（ōu 欧）：水泡。

③ 赒（zhōu 周）：救济。

④ 阴骘（zhì 治）：阴德，指在人世间所做的而在阴间可以记功的好事。纪昀《阅微草堂笔记·姑妄听之三》："吾辛苦积得小阴骘，当有一孙登第。"

贵官贤裔必读书精熟，则天理明而善心生，然后受福。

科举中式之士，必孝友兄弟，念骨肉一体，岂宜戕伐？欺压当戒。

上以上数者，实为简易普济之首能，然贫□□受横虐受恩德矣。若能赒贫施济，尤贫穷之大幸，仕宦之仁人也。

处族门

伯叔父即父之分体，其子亦我之手足，故待伯叔当劣于父，处兄弟当厚于友。

尝推《吕氏乡约》，族择①而贤者一人为约主，通儒知礼节者一人为约正，族无，请于乡，又择干蛊②者二人以给使令。每遇月朔之日，计族人之数，各献圭粮，随俗置祭萧先人遗像，或主于约主处而合祀之。先日洒扫，告戒其日早作，设香案，陈祭仪。族人皆会，以辈而列，仪如乡饮。兄由西阶，弟由东阶，各相对立，独尊无对者。特立儒生，唱曰：族人皆至。乃三揖而进，至堂序立，迎神，行二拜礼。尊者诣香案前，献酒三爵，又四拜礼。尊者分立神主左右，次辈皆跪。儒生唱曰：听约。约以六事，一孝顺父母，二尊敬长上，三和睦乡里，四教训子孙，五各安生理，六毋作非为。逐句讲解明白，使皆可晓

---

① 择：其后疑有脱文。

② 干蛊：泛指主事。颜之推《颜氏家训·治家》："妇主中馈，唯事酒食衣服之礼耳。国不可使预政，家不可使干蛊。"

尊卑。曰：凡我族人勉而行之。皆应曰：诺。再拜而起。次长酌酒三献，尊者受。凡供案，就其立位南向高坐，幼者举酒分献，次长向酢，略遍东西分列设席于地，揖而皆坐。尊者进食六豆，以次四豆，毋奢，可饱，进食五行而止。约中如有男婚女配及公私急难之事，约者出，跪贵席前，儒生代禀尊者，共与议处，可则成之，不可则止，揖而就席。子弟如违约或别过，呼出论之，教令改过，拜谢而退。酒再五行，供汤毕饮，唱曰：皆起。乃向神、向尊者各一拜。兴礼毕，序立如前。三揖而退，出诸大门之外，令向尊长一揖而散。凡子若孙，各随其父祖至室乃退。此礼近俗，不为难能，凡子弟以上能拜起者，即令随行。可以别尊卑，序长幼，笃恩爱，习礼节，厚风俗也。若邑令之职督率而行，庶几礼俗其族属。寡弱不能举者，合乡人而行之。

彭用光曰：凡族属富贵之家，祖宗积德所致，当效范文正公以赒恤一族之贫寒寡孤、贫而无告者以念一本之分。近见有士①，夫富贵之家，既不能效范文正公之赒恤，而反有以戕害之，岂不为范文正公之罪人乎？书此以勉后之富贵者。

处家门

家人离，必起于妇人之言。妇人好造为言语及好强索奴婢之言，有言即喜，此最害事。

---

① 士：原残作"七"，据文义改。

《诗①》云：刑于寡妻。谓"刑"之一字近忍，故七出②之义所以处其妻者，最言重家道也，非必以出为责，贵知改耳。

古人寝榻之处，非妾不与，所以别嫌也。故虽多子，亦不废妾。然妻则曰娶，妾则曰买。不知其姓者，卜之。

父母钟爱幼子，或分财产不均，或细软之物不明，一时虽不敢言，往往其身后牵告不已，或遇贪官以此为利，至有彼此荡产者，戒之。

有异母幼弟或兄弟遗腹之子，为兄伯叔者抚养成人，恩至厚矣。及分财产，或有不与应得之，一时喜允，日后人必为言，势必争讼，故使恩义不尽，尊卑皆失。

其为人无子继嗣，必于族中择其可者立之，既立即视若己体，教之成人明理，使知为子之义，或自乳幼蓄之尤善。

蓄养异姓男女，上古之时无之，后世因无子女又无亲族者，假为嗣耳。今以奴婢之类通谓之义男女，非也。

奴婢类恩养成人，自得其用，若只作贱，更不成人，养之何益？如果不良，及早遣之。

凡买他人子女，看他只是下贱，动则便可打骂，若我之子女卖与他人，能推此心者少矣。

凡为男女求婚，必待其长，先贤已有格论。世俗多自

---

① 诗：原字残，因"刑于寡妻"为《诗经》之句，据补。
② 七出：古代社会丈夫遗弃妻子的七种缘由。《孔子家语》："妇有七出三不去。七出者，不顺父母者，无子者，淫僻者，嫉妒者，恶疾者，多口舌者，窃盗者。"

乳幼，又有指腹成亲者，后来或遇笃疾贫穷，流亡患难，致有终身之恨者多矣。

凡婚姻，一论男女才质，二论家道，三论主命，方可为婚。若男家只欲妇美，不知其子之愚，女家只欲婿贵，不思其女之恶，或慕一时富贵，便相许允，后来夫妇反目，挤于非命者有之，是父母不仁也，戒之。

北方嫁女论财者，前贤鄙为夷虏之道，南方嫁女亦有论财者，是不以丈夫自处也。以此贫者生女或至不举，虽夷虏亦皆不然，不知此又可为何道。

凡日用常俭节，量其所入之数以为一岁之用，常须稍存赢余以备不虞。纳粮宜早完于官，则节兼有益。

处邻门①

邻舍最要和同。首戒小儿辈不得侵损，二戒六畜等不得作践。墙壁欲其高耸，篱落欲其牢密。出入互相呼唤，守望互相照顾。儿戏各责己过，不可为小失大，不可因畜损人。喜则相庆，患则相恤，行之久久，自然亲厚。居亦可安，出亦无虑。如遇贫乏，当度力以赒之，以尽仁厚之道也。

养亲门

彭用光按：《内经》曰，自天子至于庶人，孝无终始

---

① 处邻门：该篇原附于"处家门"之末，名"处邻"，但内容与处家门不类，今别出并依上下文例，名为"处邻门"。

而患不及者，未之有也①。人子以纯孝之心竭力事亲，无终始不及之理。惟供养之有厚薄，由贫富之有分限。人居富贵，有奉于己而薄于亲者，人所不录，天所不容，虽处富贵而贫贱也。人虽居贫贱，能约于己而丰于亲者，人所推仰，天所与福，虽处贫贱而即富贵也。作善降之百祥，作不善降之百殃。善莫大于孝，孝感于天，故天与之福，所以虽贫贱而即富贵也。罪莫大于不孝，不孝感于天，故天与之祸，所以虽富贵而即贫贱也。善恶之报，其犹影响，为人子者，可不信乎？奉亲之道，亦不在日用三牲，但能承顺父母颜，尽其孝心，随其所有，此顺天之理也。

搜风顺气丸 老人常服，永无瘫痪之病，极效。

山茱萸酒浸，去核，取净肉晒干，秤净三两　牛膝去芦，酒洗，一两　郁李仁去壳取仁，炒，一两净　枳壳去穰炒，五钱净　槟榔五钱　山药去红皮，蒸，一两　火麻仁去壳取仁，炒，五钱　当归酒洗，一两五钱　独活五钱　菟丝子酒浸，炒，一两　车前子去沙，微炒，五钱　锦纹大黄酒蒸十九次。此味择坚实者，先用酒浸软，切片，酒拌，蒸数足。此要耐烦蒸二日，务令十九次足。晒干，微炒，净末，一两五钱。如大便艰涩，大黄止蒸一次。

上为细末，炼蜜为丸，如梧桐子大，每日空心酒下三十五丸，卧时服二十丸。服一月后，自觉强健，行步轻快，久服可成地仙。夏秋天热，滚汤服。凡人年四十五十以后，最宜常服养生。君子不知此方，今有人多变改大黄两分，且制造不精洁，当慎之。依丸数不可多也，若三五

---

① 自天子……未之有也：语出《孝经·庶人章》，而非《内经》。

日大便顺滑，不必疑。老人大便必难，气血少，大黄只蒸一次。小儿后生，半生半熟。

八仙长寿丸

年高之人，阴虚筋骨痿弱无力，面无光泽或黯惨，食少痰多，或嗽、或喘、或便溺数涩，阳痿，足膝无力者。并治形体瘦弱无力，多因胃气①久虚，憔悴，寝汗，发热作渴。

熟地黄_{酒蒸，八两} 山茱萸_{酒浸，去核，晒干，秤净四两} 干山药_{蒸过，五两} 白茯神_{去皮、木} 牡丹皮_{去木，各三两} 益智仁_{去壳，盐水炒□。古云用泽泻} 五味子_{去梗} 麦门冬_{去心，各二两}

上为末，炼蜜为丸，空心温酒或盐汤下，夏秋白汤下。

《得效古方》云：腰痛，加鹿茸、当归、木瓜、续断。如消渴，再加五味子。治老人下元冷，胞转，不得小便，膨急切痛，四五日困多欲死者，用泽泻，不用益智。治诸淋沥数起不通，倍茯苓，用泽泻。治脚气痛连腰胯，治虚壅牙齿疼痛浮肿②，治耳聩及虚，如夜多小便者，用益智，不用泽泻，并茯苓减半。如耳鸣，用好全蝎四十九枚，炒微黄色，为末，每三钱，温酒调送一百丸，空心下。

橘半枳术丸

陈皮_{炒，一两} 半夏_{姜汁、白矾水煮七次，去脐、皮，一两半} 枳实_{炒，一两} 白术_{炒，三两} 神曲粉

---

① 胃气：《扶寿精方》卷上、《寿世保元》卷四皆作"肾气"，由八仙长寿丸之方药析其病因病机，当以"肾气"为胜。

② 肿：原脱，据《世医得效方》卷十七补。

上水煮糊丸，日服二次，平时白汤下，有痰姜汤下。此丸最宜老人，理脾化痰，开胃进饮食，宽中。胀，多服百丸，不拘时。

治老人百疾，常服四顺汤

神曲四两，入生姜四两，去皮，一处作饼子，焙干　甘草一两半，炙黄　草豆蔻一两半，先炮熟，去皮，细剉用　大麦蘖子二两，炒香熟

上件为末，盐点之一钱。

妇人年老，夏月平补血海，活血去风，五倍丸①

五倍子二两　旋覆花二两

上为末，蜜为丸，如梧桐子大，每日空心五更晚食后，盐汤酒下十五丸。吃至半月日，觉见渐安，手②足有力，眼目鲜明，进得饮食，大旺血海，请每日三服。若见大段安乐，一日只吃一服尤佳。

治老人风冷，展筋骨，续断散方

续断一两　牛膝二两　川芎一两　木瓜二两

上为细末，空心，温酒调下一钱。

治老人大小便不通，匀气散，通服

生姜半两　盐一捻　豉三十粒　葱一茎和根叶洗用

上件四味捣烂，安脐中，良久便通。

治老人小便不通，地龙膏

白项地龙　茴香用时看多少

---

① 五倍丸：该方之组成，《寿亲养老新书》卷一为五倍子（二两）、川芎（二两，剉细）、菊花（二两）、荆芥（二两）、旋覆花（二两）。

② 安手：此2字底本原残缺，据《寿亲养老新书》卷一补。

上件杵汁，倾于脐内，自然便通。

治老人脚膝疼痛，不①能履地，七②圣散

杜仲　续断　萆薢　防风　独活　牛膝_{酒浸一宿}　甘草_{以上各一两}

上件为末，每服二钱，酒调下。

鸡头实粥方　食治老人，益精气，强志意，聪利耳目。

鸡头实三合

上煮令熟，去壳，研膏，入粳米一合煮粥。空腹食。

莲实粥方　治老人，益耳目聪明，补中强志。

莲实_{半两，去皮，细切}　糯米_{三合}

上先以水煮莲实令熟，次入糯米作粥，候熟，入莲实搅匀，热③食。

诸酒方

山药酒

补虚损，益颜色。用薯蓣于砂盆中细研，然后下于铫中。先以酥一大匙，熬令香，次旋④添酒一盏，令匀，空心饮之。川人黄葛峰，冬月霜晨常以待客。

又一方，治下焦虚冷，小便数，瘦损无力。生薯药半斤，刮去皮，以刀切碎，研令细烂。于铛中着酒，酒沸下薯，不得搅。待熟，着葱白，更添酒。空腹饮一二

---

① 不：此字底本残缺，据《寿亲养老新书》卷一补。

② 七：此字底本残缺，据《寿亲养老新书》卷一补。

③ 热：原作"熟"，据《寿亲养老新书》卷一改。

④ 旋：随即。

杯，妙。

菖蒲酒 延年益寿，为人子者当知。

菖蒲一寸九节者佳，如乡之菖蒲则力贱

上捣汁五斗，糯米五斗炊熟，细曲五斤，捣研相拌匀，密封三七日开。每早温服一钟，日三，妙。

孔子曰：父母之年，不可不知也①。圣人之言所包自广，若必待亲终然后尽于大事，亦非贤圣之意，似当预处。

孟子曰：曾元养小体②，曾子岂安小体？或因贫富丰俭之不同，或偶因珍奇之一事，人子奉亲虽一橘亦可。故谚曰：人能以爱子之心爱亲，则孝矣。又曰：假使爱亲如爱子，世间人子尽曾参。又曰：养子方知父母恩。

父母之言或有差错，人子不可对人言质正，待后言。言之如不害事，亦不必言。

凡百家事，人子必预与亲面自商议，然后行之，庶免乖忤。若有亲意坚执，小有未善，亦当勉从。

父母贤明，自是均一。或有所偏向，财帛不均，为子

---

① 父母……知也：语出《论语·里仁》。
② 曾元养小体：语本《孟子·离娄上》。该篇有云："曾子养曾皙，必有酒肉。将彻，必请所与。问有余，必曰有。曾皙死，曾元养曾子，必有酒肉。将彻，不请所与。问有余，曰亡矣。将以复进也。此所谓养口体者也。若曾子，则可谓养志也。事亲若曾子者，可也。"又《孟子·告子上》："体有贵贱，有小大。……饮食之人，则人贱之矣，为其养小以失大也。"孟子认为，曾元之事亲仅限于父母口体之需，与曾子之顺父母心性相比，乃养小体以失大体，非养亲之正道。

者必自解曰：此财帛父母之物也。若初不有此，奈何？有或遇水火盗贼失去，又将奈何？其不①才之子②，必怨对其亲，或至终身不相见者有之③，尚得谓之人子乎？何其卑弱之甚也。

人各有所偏，偏处最明，善道君亲者，必明自处傍引正之。人子谏亲，知其必不肯从，必厚结亲之执友或所亲信之人，于其不意之中解之，必致其情。

人年五十始衰，脾胃虚薄，食饮不多，易饥易饱，不得限三餐，察其情而渐加之。

老人火衰，必自多寒，又不胜衣，当以熟绢软布为之，所套花绵，年换新者。

人年七十以后，血气愈惫，全赖饮食扶持，且脾胃渐弱，容受渐少，随饱又饥，故虽夜间饮食亦不可缺少。若干糒④、熟枣、面裹⑤之类，常置卧侧，砂铜煆⑥罐常在灶下，庶不有失。

老人吃食大要十分软烂，易得消化。醇酒每进数钟，助其气血，不得过多。若生冷硬物、酸老之酒，切莫近之，恐乘快进用，致有后悔。吾先封君⑦享年八十有九，

---

① 不：此字底本残缺，据《古今医统大全》卷八十六之《老老余编》补。
② 子：原作"才"，据《古今医统大全》卷八十六之《老老余编》改。
③ 有子：此 2 字底本残缺，据《古今医统大全》卷八十六之《老老余编》补。
④ 糒（bèi 备）：干粮。
⑤ 面裹：疑误，《古今医统大全》卷八十六《老老余编》作"面粟"。
⑥ 煆（wō 窝）：暖也。《集韵·戈韵》："煆，暖儿。"
⑦ 封君：古时谓因子孙显贵而受封典者。

上事曾经知之。

老人疾病当依食治，如秘用猪肥，滑用炒面，数用糯糕，涩用米粥之类。如不得已，只宜参才□□，持胃带治，不得专攻。

父母送终之具，五十以后即当渐备，常以夏月为惧，至哉言乎。

育婴法

古云老人爱孙之心甚，事亲者之所当知。人生贫富寿夭，皆自受气成胎中来，此理至微，非为无稽，父母之道不可以不慎哉。

儿生稍有知觉，即教之敬让，不可戏使争夺饮食、打骂父母及取与自由，此系蒙养①，不可不慎也。

人之爱子者，或自其幼时即与美好衣服，或以金银为饰，切戒，切戒。只宜淡饮食、薄滋味，则易养成人，教以诗书以立功业也，事亲者当知。

庐陵彭用光尝考《内经》有曰：为人子者事亲之道，宜顺时令。春温以生之，夏热以长之，秋凉以收之，冬寒以藏之。人能顺之则生，逆之则病。为人子事亲，当常请谕其父母。曰法四时运用而行，自然长年不老，此事亲保寿之法。为人老年，黄发枯齿，五脏气虚，精神耗竭，若稍失节宣，即成疾患。盖老人疏懒倦怠，不能自调。在为

---

① 蒙养：教育童蒙。

人子者善于资养，以延遐算①。是以人子当深察其寒温，审其馔药滋味，依四时摄养之方，与夫家政爱孙，俱宜体之心，而预图之，顺四时休王②之气，恭恪奉亲，慎无懈怠，此人子养亲孝道之首务也。嘉靖辛酉春正月吉日③彭用光谨识。

---

① 遐算：遐数，即高寿之义。
② 王：通"旺"，兴盛。《广韵·漾韵》："王，盛也。"
③ 吉日：农历每月初一。

卷之二

中风门

治初中风瘫缓，一日内。细研胆矾如面，每使一字，用温醋汤下，立吐出涎，渐轻，愈。

治中风，但腹中切痛。以盐半斤，熬令水尽，著口中，饮热汤二升，吐即愈。

治中风者，卒不能语，手足不随而强直方。伏龙肝，即灶心土，五升，以水八升和搅，取汁服或灌下，能尽为善，即效。

治中风，心烦恍惚，或腹中痛满，或时绝而复苏。取釜下土五升，捣末，以冷水八升和之，取汁，尽服之。口已噤者，强开，以筒灌之，使得下入便愈，甚效。

菖蒲，薄切，令日晒干者三斤，以绢囊盛之。玄水一斛。玄水者，酒也。悬此菖蒲，密封闭一百日，出视之如绿菜色，以一斗熟黍米纳中，封十四日间出，饮酒，则一切三十六种风有不治者，悉效。

治中风通身冷，口噤不知人。独活四两，好酒一升，煎取半升，分温再服。

治中风不语。独活一两，剉，酒二升，煎一升，大豆五合，炒有声，将药酒热投，盖良久，温服三合。未瘥再服。

偏中风，手足不遂，皮肤不仁，宜服仙灵脾浸酒方。

仙灵脾一升，好者，细锉，以生绢袋盛于不津器①中，用无灰酒二斗浸之，以厚绢重重密封不通气，春夏二日，秋冬五日后旋开。每日随性暖饮之，常令醺醺，不得大醉。若酒尽，再合服之，无不效验。合时切忌鸡犬见之。

张仲景活六十二种风，兼腹内血气刺痛。用红花一两，以酒一升煎强半，顿服之。不止再服。

疗瘫缓风，手足亸②曳，口眼㖞斜，语言謇涩，履步不正，神验乌龙丹。川乌头去皮脐、五灵脂各五两，上为末，入龙脑、麝香，令研细匀，滴水丸如弹子大。每服一丸，先用生姜汁研化，次暖酒调服之，一日两服，空心、晚食前服。治一人只三十丸，服得五七丸，便觉抬得手，移得步，十丸可以自梳头。

治口渴。青松叶一斤，捣令汁出，清酒一升浸二宿，近火一宿。初服半升，渐至一升，头面汗即止。

治三年中风不辍者。松叶一斤细切之，以酒一斗，煮取三升，顿服，汗出立瘥。

治中风身直不得屈伸反覆者。取槐皮黄白者切之，以酒或水六升，煮取二升，去渣，稍稍服之，瘥。

治中风口噤。服淡竹沥一升。

主大人、小儿风疹。吴茱萸一升，酒五升，煮取一升，帛染拭之。

---

① 不津器：不渗水的容器。《释名·释形体》："津，进也，汁进出也。"

② 亸（duǒ 朵）：软弱无力。《灵枢·口问》："黄帝曰：人之亸者，何气使然？岐伯曰：胃不实则诸脉虚，诸脉虚则筋脉懈惰，筋脉懈惰则行阴，用力气不能复，故为亸。"

治卒中风，昏昏若醉，形体昏闷，四肢不收，或倒或不倒，或口角似利，微有涎出，斯须不治便为大病，故伤人也。此证风涎潮于上，膈痹气不通，宜用救急稀涎散。猪牙皂角四挺，须是肥实不蚛①，削去黑皮，晋矾一两，光明通莹者，二味同捣罗为细末，再研为散。如有患者，可服半钱，重者三字匕，温水调灌下。不大呕吐，只是微微涎稀冷，或出一升、二升，当得惺惺②以缓而调治，不可使大过吐之，恐大过伤人命。累经效，不能尽述。

治中风，心烦恍惚，腹中痛，或时闷绝而复苏。用羚羊角屑微炒，捣罗为散，不计时候，温酒服一钱匕。

原蚕屎，一名蚕沙，净收取，晒干，炒令黄，袋盛浸酒③，温服，治风缓诸节不随，皮肤顽痹，腹内宿冷，腰脚疼。炒令热，袋盛热熨之，主偏风，筋骨瘫痪，手足不随。其腰脚软，皮肤顽痹，服酒并热熨，效。

治中风急喉痹欲死者。用白僵蚕以火焙干，令黄色，捣筛为末。取生姜自然汁调灌喉中，效。

治中风失音，并一切风疾，及小儿客忤，男子阴痒痛，女子带下。以白僵蚕七枚为末，用酒调方寸匕，立效。

凉膈散

连翘一两　山栀仁　大黄　薄荷各五钱　甘草五钱　朴硝二钱　黄芩　竹叶各五钱

---

① 蚛（zhòng 重）：虫咬，被虫咬残。
② 惺惺：清醒貌。
③ 酒：原脱，据《政和本草》卷二十一补。

每贴一两煎入蜜①，食后服。

治中风，卒不得语。以苦酒煮芥子，傅颈一周，以帛包之，一日一夕乃瘥。

活命金丹，治中风不清。即凉膈散加青黛、蓝根为末，蜜丸，大朱砂、金箔为衣，如弹子大，每服一丸，茶清化下。

二方神效。

彭用光曰：凡中风即服转舌丹、活命丹，极效。此先圣之心也。服后如何，另处方。

诸风门

治风瘾疹遍身，百计治不瘥者。煅云母粉以清水调服之，看人大小，以意酌量与之多少服。

热汤，助阳气，行经络。患风冷气痹人，多以汤涂脚至膝上，厚覆使汗出周身。然别有药，亦终②假③汤气而行也。

治风瘙瘾疹。牛膝末，酒服方寸匕，日三。并主骨疽癞病。

治遍身风痒生疮疥。以蒺藜子苗煮汤洗之，立瘥。

---

① 蜜：原作"寮"，于理不通，因凉膈散出《太平惠民和剂局方》卷六，原方煎服时须入蜜少许，据改。

② 终：原作"中"，据《政和本草》卷五改。

③ 假：凭借，依靠。《国语·晋语一》："无必假手于武王。"韦昭注："假，借也。"

治白癜风。以白蒺藜子生捣为末，作汤服之。

治破伤风。用防风、天南星为末，等分，每服二三匙，童子小便五升，煎至四升服，愈即止。

忍冬藤取汁，煮以酿酒，补虚，疗中风，兼可治腹胀满。

治大风身痒。取蛇床子仁煎汤浴之，治中风。

苍耳，三月以后、七月以前刈，日干为散，温水服，主大风癫痫，头风，湿痹，毒在骨髓，日三服，丸服二[①]十三十丸，散服一二匕。服满百日，病当出如痬[②]疥，或脓汁出，或斑驳甲错皮起，后乃皮落，肌如凝脂，令人省睡，除诸毒螫，杀疳湿蛋。久服益气，耳目聪明，轻身强志，主腰膝中风毒尤良。忌食猪肉、米泔。亦主猘犬毒。

有人病遍身风热细疹，痹痛不可忍，连胸头脐腹，及近阴皆然，涎痰亦多，夜不得睡。以苦参末一两，先以皂角二两，水一升，揉滤取汁，银石器中熬成膏，和苦参末为丸，如梧桐子大，食后温水下二十五或三十丸，次日便愈。

凡使苦参，不计多少，先须用糯米浓泔浸一宿，上有腥秽气，并在水面上浮，并须重重淘过，即蒸，从巳至申，出晒干，细剉用之。

治风毒骨髓疼痛。芍药一分，虎骨一两，炙为末，夹绢袋盛酒三升，渍五日，每服三合，日三服。

---

① 二：此字底本残缺，据《政和本草》卷八补。
② 痬（guō 郭）：原残缺，据《政和本草》卷八补。痬，疮也。

地榆汁酿酒，用治风痹，补脑。酒，主风，补虚髓，及头风、四肢不遂。

柏枝节煮以酿酒，主风痹、历节风。

治风，润皮肤。用侧柏子仁炒用。

又，治癫，取干艾随多少以浸曲，酿酒如常法，饮之，觉痹即瘥。近世亦有单服艾者，或用水□□□①，或作汤，空腹饮之，甚补虚赢。

又，松脂、松膏、松实，主恶风痹。

牛蒡子研末，投酒中浸三日，每日服三二盏，任性饮多少。除诸风，去丹石毒，主明目，利腰膝。

治皮肤风热，遍身生瘾疹。牛蒡子、浮萍等分，以薄荷汤调下二钱，日一服。

恶实是子也，今谓之牛蒡。未去萼时，又谓之鼠粘子，根谓之牛菜。疏风壅涎唾，利咽膈。微炒，可入荆芥穗各一两，甘草炙半两，同为末。食后夜卧，汤点二钱服，当缓取效。子在萼中，萼上有细钩②，多至百十，谓之芒则误矣。根长一二尺，粗如拇指③，煮烂为菜。

治白癜风。以萝摩草白汁傅上，揩令破，再傅，三度瘥。

又，松节主百节久风，风虚脚痹疼痛。

疗肺风，又云疗丈夫心肺中虚风及客热，膀胱间连胁下时有气妨，皮肤瘙痒瘾疹，饮食不多，日渐瘦损，常有

---

① 水□□□：《政和本草》卷九作"蒸木瓜丸之"。

② 钩：原作"钩"，据《政和本草》卷九改。

③ 指：原作"服"，据《政和本草》卷九改。

忧愁，心忪少气等。并春收苗及花，阴干，入冬采根，其药名莎草，其根即香附子也。有患前样病者，取苗二十余斤，剉，以水二石五①斗，煮取一石五斗，于浴斛中浸身，令汗出五六度。浸浴，其肺中风、皮肤痒即止。每载四时常用，则瘾疹风水瘥。其心中热，膀胱间连胁下气妨，常日忧闷不乐兼心忪者，取莎草根二大斤，切，熬令香，以生绢袋贮于三大斗无灰酒②中浸之。春三月浸一日即堪服，冬十月浸七日，近暖处乃佳。每空心服一盏，日夜三四服之，常令酒气相续，以知为度。若不饮酒，即收根十两，加桂心五两，芜荑三两，和捣为散，以蜜和为丸，捣一千杵，丸如梧子大，每空腹，以酒及姜、蜜汤汁等下二十丸，日再服，渐加至三十丸，以瘥为度。

　　用侧子为末，冷酒调服，治遍身风疹。侧子即是附子傍有小颗侧子如枣核者是，主治疹，神妙也。

　　治隐疹风及风毒脚肿。并以大戟煮水，热淋之，日再三便愈。

　　治风毒所攻，脏腑积滞。用牵牛以童子小便浸一宿后，长流水上洗半日，即用生绢袋盛，挂于当风处吹干。每日盐汤下二十粒。极能搜风，亦善消虚肿。久服令人体清爽。

　　治恶风疾。松脂炼，投冷水中，二十遍，蜜丸。服二两，饥即服之，日三。鼻柱断离者，二百日瘥。断盐及

① 五：原作"开"，据《政和本草》卷九改。
② 无灰酒：用不含石灰之曲酿造的米酒。

房室。

疗历节诸风，百节酸痛不可忍。松脂三十斤，炼五十遍。不能五十遍，亦可二十遍用。以炼酥三升，温和松脂三升，熟搅令极稠。且空腹以酒服，日三。数食面粥为佳，慎血腥、生冷、酢物、果子，一百日瘥。

松节酒，主历节风，四肢疼痛如解落。松脂二十斤，酒五斗，渍三七日，每服一合，日五六服。又，松叶捣取一升，以酒三升浸七日，服一合，日三服。

治脚气十二风痹不能行，服更生散数剂及众疗不得力，服此一剂，更能行远，不过两剂。松叶六十斤，细剉吹咀，以水四石，煮取四斗九升，以酿五斗米酒，如常法，别煮松叶汁以渍米并馈①饭泥酿，封头七日，发，澄。饮之取醉，得此酒力甚众。

槐皮，治中风皮肤不仁，浸洗。

治大风疾，令眉鬓再生。用侧柏叶九蒸九晒，捣罗为末，炼蜜为丸，如梧桐子大。日三服，夜一服，熟水下五丸十丸，百日即生。

治急慢惊风。乳香半两，甘草半两，同研细。每服半钱，用乳香汤调下，或小便调下。

主头风。浴头，吴茱萸二升，水五升，煮取三升，以绵渍药拭发根，良。

---

① 馈（fēn 分）：原作"馈"，据《政和本草》卷十二改。馈饭，蒸熟的饭。

又，皮肉痒痛，酒二升，水五升，食茱萸①子半升，煎取三升，去渣，微暖洗之，立止。

治风疹痒不止。以枳壳三两，麸炒微黄，去瓤②为末。每服二钱，非时，水一中盏，煎至六分，去渣服。

治一切疹。以水煮枳壳为煎涂之，干即又涂之。

涂风疹。取枳实以醋渍令湿，火炙令热，适寒温用，熨上即消。

治大人、小儿风瘙瘾疹，心迷闷。巴豆二两，破，以水七升煮取二升，以帛染③拭之。

白虎病。取鸡子揩病处，咒曰：愿送粪堆头。不过三度瘥。

治风气客于皮肤，瘙痒不已。蝉蜕、薄荷叶等分为末，酒调一钱匕，日三服。

鳗鲡鱼生剖晒干，取少许，火上微炙，俟油出，涂白剥风，以指擦，即时色转，凡如此五七次用即愈，仍先于白处微微擦动。

有一朝士见梁奉御，诊之曰：风疾已深，请速归去。朝士复见鄜州马医赵鄂者，复诊之，言疾危，与梁所说同矣。曰：只有一法，请官人试吃消梨，不限多少，咀龁④不及，绞汁而饮。到家旬日，唯吃消梨，顿爽矣。

---

① 食茱萸：中药名，《政和本草》卷十三谓其"功用与吴茱萸同，少为劣尔，疗水气用之乃佳"。

② 瓤：原作"酿"，据《政和本草》卷十三改。

③ 染：原作"药"，据《政和本草》卷十四改。

④ 龁（hé 何）：用牙咬东西。

治走注风毒疼痛。用小芥子末，和鸡子白，调傅之。

猪肠脏，主大小肠风热，宜食之。

鸡屎和黑豆炒，浸酒，主贼风、风痹，破血。

龟，取以酿酒。主大风缓急，四肢拘挛，或久①瘫②缓不收摄，皆瘥。

龟壳，主风脚弱，炙之，末，酒服。

马齿苋作膏，主三十六种风，可取马齿苋一硕③，水可二硕，蜡三两，煎之成膏。

疗大风热痰。取大黄老茄子不计多少，以新罐盛贮，埋之土中，经一年尽化为水，取出，入苦参末④，同丸如梧桐子，食已及欲卧时酒下三十粒，甚⑤效。

绿豆，令益气，除热毒风，厚肠胃。作枕明目，治头风头痛。

治瘫缓风、大风、一切诸风，仍治脚气，并打扑伤损及破伤风，服过百丸，即为全人⑥，尤⑦能出汗。紫色浮萍，七月半采，不以多少，上为末，炼蜜丸如弹子大。每服一丸，豆淋酒化开，空心服，出汗。

---

① 久：原作"反"，据《政和本草》卷二十改。

② 瘫：原作"痏"，据《政和本草》卷二十改。

③ 硕：量词，用同"石（dàn）"。

④ 末：此字底本残缺，据《政和本草》卷二十九补。

⑤ 甚：此字底本残缺，据《政和本草》卷二十九补。

⑥ 人：此字底本残缺，据《世医得效方》卷十三补。

⑦ 尤：原残作"入"，据《世医得效方》卷十三改。

伤寒门

伤寒，脉结代者，心悸动。甘草二两，水三升，煮取一半服，日二。

治伤寒时气，头痛壮热。用生葛根净洗，捣取汁一大盏，豉一合，煎至六分，去豉，不计时候，分作二服，汗出即瘥，无汗再服。若心热，加栀子十枚同煎，去渣服。

治伤寒。栝蒌根一两，以水五升，煮取一升半，分二服，小便利，瘥。

凡使麻黄，去节并沫，若不尽，服之令人闷。用夹刀剪去节并头，根①砧上用铜刀细剉，煎十余沸，竹片掠去上沫，尽漉出，熬干用之。

治伤寒腹中病痛。百合一两，炒令黄色，捣为散，不计时候，粥饮调下二钱服。

治阴毒伤寒。煮百合浓汁，服一升，良。

治时气，余热不退，烦躁发渴，四肢无力，不能饮食。用牛蒡根捣绞取汁，不计时候服一②盏，效。

治时行热病发汗，甚有功用。浮萍草一两，四月十五日采者，麻黄去根、节，桂心，附子炮裂去皮、脐，各半两，四物捣，细筛。每服二钱，以水一中盏，入生姜半分，煎至六分，不计时候，和渣热服，汗出即瘥。又，治恶病遍身疮者，取水中浮萍浓汁，渍浴半日，多效，此方

---

① 根：《政和本草》卷八作"槐"。

② 一：此字底本残缺，据《政和本草》卷九补。

甚奇古也。

治伤寒劳复，身热，大小便赤如血色者。胡黄连一两，山栀子一两去皮，入蜜半两，拌和，炒令微焦，二味捣罗为末，用猪胠^①汁和丸，如梧桐子大。每服用生姜二片^②，乌梅一个，童子小便三合，浸半日，去粗^③，食后，暖小便令温，下十丸，临卧再服，甚效。

故缴脚^④，治天行劳复，马骏风黑汗。洗汁饮，带垢者佳。

治阴盛阳弱^⑤伤寒，其人必燥热而不欲饮水者是也，宜服霹雳散。附子一枚，烧为灰，存性为末，蜜水调下，为一服而愈。此逼散寒气，而后热气上行，而汗出乃愈。

治阴毒伤寒，手足逆冷，脉息沉细，头疼腰重，兼治阴毒咳逆等证。川乌头、干姜等分。上为粗散，炒令转色，放冷再捣为细散，每一^⑥钱，水一^⑦盏，盐一^⑧撮，煎取半盏，温服。

治阴毒伤寒，四肢逆冷，宜熨。以茱萸一升，酒和匀湿，绢袋二条盛，蒸令极热，熨脚心，候气通畅，匀暖即

---

① 胠（tián 甜）：大羹，不调五味的肉羹。《政和本草》卷九作"肠"，《本草纲目》卷十三作"胆"。

② 二片：原脱，据《政和本草》卷九补。

③ 粗（zhā 楂）：渣滓。《广韵·麻韵》："粗，煎药滓。"

④ 故缴脚：裹脚布。

⑤ 阴盛阳弱：《政和本草》卷十作"阴胜隔阳"。观其后所述病证有燥热之表现，为虚阳浮越之征，故以"阴胜隔阳"为佳。

⑥ 一：此字底本残缺，据《政和本草》卷十补。

⑦ 一：此字底本残缺，据《政和本草》卷十补。

⑧ 一：此字底本残缺，据《政和本草》卷十补。

停熨，有验。

治伤寒后，卒胸膈闭痛。枳实一味，剉，麸炒黄，为末。服二钱，米饮调下，一日二服。

治百邪鬼魅。水服头垢一小豆大。故腻头巾，无毒，天行劳复、渴，浸取汁，一升，暖服。

人屎，主疗时行大热狂走，解诸毒。宜用绝干者，捣末，沸汤沃，服之。

粪清，冷，腊月截淡竹，去青皮，浸渗取汁。治天行热狂①，热疾，中毒，并恶疮蕈毒，取汁服。浸皂荚寸度，治天行热疾。

治天行热病。取妇人产后胎衣，以甘草、升麻共纳瓷罐盛之，埋之地下，三五年化为水，清澄如真水，挹出为药用。又，主小儿丹毒及诸热毒发寒热不歇，狂言妄语者，并治之。

羊肉，性大热，凡时疾初愈，百日内不可食。食之当复发，及令人骨蒸也。

伤寒热毒下血。羚羊角末，服之即瘥。又，疗疝气。

猪胆，主伤寒热渴。

治伤寒劳复。取鸡子空壳，碎之，炙令黄黑，捣筛，热汤和一合服之，温卧，取汗②出，愈。

治时气烦渴。用生藕汁一中盏，入生蜜一合，令匀，分为二服。

① 狂：原作"任"，据《政和本草》卷十五改。
② 汗：原作"汁"，据《政和本草》卷十九改。

主伤寒下部生䘌疮。用乌梅肉三两，炒令燥，杵为末，炼蜜丸，如梧桐子大，以石榴皮①煎汤，食前服十丸。

治伤寒四五日，头痛壮热，胸中烦痛。乌梅十四个，盐五合，水一升，煎取一半服，吐之。

主伤寒后毒气攻手足，及身体虚肿，豉酒方。豉一升，盐一合，水四升，煎取一升半，分服，当吐。

治天行热病，手肿欲脱者。以稻穰灰汁渍之，佳。

治天行时气病，豌豆疮②方。煮浓黍穰汁洗之。一茎是穄穰，则不瘥。疮若黑者，杵蒜封之。亦可煮芸薹洗之。

神仙教子法。立春后有庚子日，温芜菁汁，合家大小并服，不限多少，可理时疾。

治时气，三日外急觉心满坚硬，脚手心热，变黄，不治杀人。以瓜蒂七枚杵末，如大豆许，吹两鼻中，令黄水出。残末水调服之，得吐黄水一二升，瘥。

治伤寒后痢，日久津液枯竭，四肢浮肿，口干。冬瓜一枚，黄土泥厚裹五寸，煨令烂熟，去土绞汁服之。

葛洪《肘后方》云：疗伤寒有数种，庸人不能分别，令③取一药兼疗。若初觉头痛肉热，脉洪起，一二日，便作此加减葱豉汤。葱白一握，豉一升，绵裹，以水三升，煮取一升，顿服取汗。若不汗，更加葛根三两，水五升，

----

① 石榴皮：《政和本草》卷二十三作“石榴根皮”。

② 豌豆疮：原作“豌豆疮”，据《备急千金要方》卷十改。豌豆疮，病证名，因疮形似豌豆而得名。

③ 令：《政和本草》卷二十五作“今”，义胜。

煮取二升，分再服，必得汗，即瘥。不汗更作，加麻黄三两，去节。诸名医方皆用此。更有加减法甚多。今江南人凡得时气，必先用此汤服之，往往便瘥。

中寒熨法。宜以吴茱萸二升，酒略煮湿，以绢袋盛，蒸令极热，熨心腹及脚手心，候气通畅，匀暖即停熨，累用有效，其法大妙。

伤寒五六日以上者，作青竹沥小煎，分减，数数饮之，厚覆取汗。

辟瘟疫门

取上等朱砂一两，细研，以白蜜和丸如麻子大，常以太岁日平旦，全家大小勿食诸①物，面向东立，各吞三七丸，永无疫疾，勿令近齿。

辟魔。以雄黄一块带头上，妙。

兜木香，烧，去恶气，除病疫。汉武帝故事②，西王母降，上③烧兜木香末。此香出兜渠国。关中大疫，死者相枕，烧此香，疫则止，《内传》④：尸者皆止⑤。其功用为众草之首，盖灵香也。

葛根取生者捣取汁，饮之，解瘟病发热。

治天行病四五日，结胸满痛，壮热。苦参一两，剉，

---

① 诸：原作"请"，据《政和本草》卷三改。
② 故事：原脱，据《政和本草》卷六补。
③ 上：原脱，据《政和本草》卷六补。
④ 内传：即《汉武内传》。
⑤ 尸者皆止：《政和本草》卷六作"死者皆起"，义胜。

以醋二升，煮取一升二合，尽饮之，当吐，即愈。天行毒病，非苦参、醋药不能解，及温覆取汗愈。

治时气垂死者。苦参一两，㕮咀，以酒二升半，煮取一升半，去渣，适寒温尽服之，当吐毒如溶胶便愈。

治瘟气病欲死。苦参二两，水二升，煮取一升，顿服之，吐则愈，或汗愈。

治天行辟瘟方。切松叶如米，酒服方寸匕，日三，辟五年瘟。

治时气五六日，心神烦躁不解。用竹沥半盏，新水半盏，相和令匀，时服①。

治瘟病劳复及食劳。烧屎人②灰，酒服方寸匕。

辟瘟疫。马蹄屑缝囊带之，男左女右。

辟瘟病。取小豆新布囊盛之，至井中三日出，举家服，男十枚，女二十枚。

辟瘟法。熬豉和白术浸酒，常服之。

辟瘟病。菘菜如粟米，酒服方寸匕，日三，辟五年温。

腊月鼠向正旦朝所居处埋之，辟温疫。

凡天时瘟疫疠者，常以东行桃枝细剉，煮，浴，佳。

岁暮夕四更中，取二七豆子，二七麻子，家人头发少许，合麻子、豆著井中，祝敕，并使其家竟年不遭伤寒，辟五瘟鬼。

---

① 时服：《政和本草》卷十三作"非时服"，义胜。
② 人：《政和本草》卷十五无此字。

五瘟丹，宜于冬至日修合。黄芩乙庚之年为君，栀子丁壬之年为君，黄柏丙辛之年为君，甘草梢甲巳之年为君，黄连戊癸之年为君，上五味各随运气为君者，多用一倍也。余四味又与香附子、紫苏为臣者，减半也。其七味，皆生用，为细末，用锦纹大黄①三倍，煎浓汤，去渣，熬膏，和丸如鸡子大，用朱砂、雄黄等分为衣，贴金。每用一丸，取泉水浸七碗，可服七人。凡天行瘟病去处，有力②之家，合以施行，阴德无量。

又□。

风湿门

治风湿身烦痛，日晡极者，与麻黄杏仁薏苡仁汤。麻黄三两，杏仁二十枚，甘草、薏苡仁各一两，四物以水四升，煮取二升，分再服。

久风湿痹，筋脉拘挛，下气，除骨中邪气，利胸膈，消水肿，久服轻身，益气力。薏苡仁一升，捣为散，每服以水二升煮两匙末作粥，空心服之。

主风寒湿痹，五缓六急。乌鸡一只，治如食法，煮令极熟，调作羹服之。

治脚转筋，兼暴风，通身冰冷如瘫痪者。取蜡半斤，以旧帛绸约开五六寸，看所患大小加减阔狭，先销蜡涂于帛上，看冷热，但不过烧人，便承热缠脚，仍须当脚心，

---

① 黄：原作"广"，据《韩氏医通》卷下改。
② 力：此字底本残缺，据《韩氏医通》卷下补。

便着袜裹脚，待冷即便易之①。亦治心躁惊悸。如觉是风毒，兼裹两手心。

治风湿，脉浮，身重，汗多出，恶风成痛。防己一两，白术七钱半，甘草炙半两，黄芪一两一钱，上㕮咀，每服一两，水二盏，姜三片，枣二枚，煎至八分服。

痰　门

治痰饮吐水无时节者，其源以冷饮无度，遂令脾胃气羸②，不能消于食，饮食入胃，则皆变成冷水，反吐③不停，皆赤石脂散主之。赤石脂一升，捣筛，服方寸匕，酒饮自任，稍稍加至三匕。服尽一斤，则终身不吐淡水。又，不下痢，补五脏，令人肥健。有人痰饮，服药不效，用此方遂愈。

消痰润心肺。以贝母末和砂糖为丸，含之，止嗽。

治冷痰恶心。用荜茇一两捣为末，于食前清粥饮调半钱服。

治痰嗽喘息不定。桔梗一两半，捣罗为散，用童小便半升，煎取四合，去渣，温服。

治痰涎。槟榔为末，白汤点一钱。

治风痰。以萝卜子为末，温水调下一匙，良。

治涎饮流注疼痛。用大半夏二两，汤洗过，为末，风

---

① 便着袜……易之：此 11 字原作"便暑袜裹脚侍女即便易之"，据《政和本草》卷二十改。

② 羸：原作"赢"，据《政和本草》卷三改。

③ 吐：原残作"叶"，据《政和本草》卷三改。

化硝一两，以生姜自然汁打糊丸如梧桐子大，每服十五丸，姜汤下。痛在上临卧服，痛在下空心服，便瘥。

治痰盛，宽胸膈气。用黑牵牛三两，皂角炙，去皮弦，二两，白矾枯、半夏曲炒、陈皮各一两，为末，煮萝卜汁丸如梧桐子大，每服三十丸，食远，姜汤下。

咳嗽门

治肺劳咳嗽。以雌①黄一两，入瓦合内，不固济，坐合子于地上，用灰培之，周匝令实，可厚二寸。以炭一斤坐定，顶以火煅之，三分去一，退火待冷，出，研如面，用糖②酥为丸，如粟大。每日空心，杏仁汤下三丸，瘥。

治久嗽、暴嗽、劳嗽，金粟丸③。叶子雌黄④一两研细，用纸筋泥固济小合子，令干，勿令泥厚，将药⑤入合内，水调赤石脂封合口，更以泥封之，候干，坐合于地上，上面⑥以未入窑瓦坯子弹子大拥合之，令作一尖子，上用炭十斤簇定，顶上著火，一熨斗笼定，从上渐炽，候火消三分去一，看瓦坯通赤则去火，候冷，开合子取药，当如镜面光明红色。入乳钵内细研，汤浸蒸饼为丸，如粟米大，每服三五丸，甘草水服。服后睡良久，妙。

故茅屋上尘，无毒，主老嗽。取多年烟火者，拂取上

---

① 雌：原作"椎"，据《政和本草》卷四改。
② 糖：《政和本草》卷四作"蟾"。
③ 丸：原脱，据《政和本草》卷四补。
④ 叶子雌黄：雌黄之佳者，其纹理层叠如叶子。
⑤ 药：原作"叶"，据《政和本草》卷四改。
⑥ 面：原作"而"，据《政和本草》卷四改。

尘，和石黄、款冬花、妇人月经衣带为末，以水和，涂于茅上，待干，纳竹筒子中，烧一头，以口吸之入咽喉，数数咽之，无不瘥也。

治肺痿久咳嗽，涕唾多，骨节烦闷，寒热。甘草十[①]二分，炙，捣为末。每日取小便三合，甘草末一钱匕，搅令散匀服。

治虚中有热，咳嗽脓血，口舌咽干，又不可服凉药。好黄芪四两，甘草一两，每服三钱，如茶点、羹、粥中亦可服。

治咳噫。生姜四两烂捣，入兰香叶二两，椒末一钱匕，盐和面裹作烧饼熟煨，空心吃，不过三度愈。

治久患咳噫，连咳四五十声者。取生姜汁半合，蜜一匙头，煎令熟，温服，如此三服，立效。

李亚子治一切嗽及上气者，用干姜须是用合州至好者，皂荚炮去皮子，取肥大无孔者，桂心紫色辛辣者削去皮，三物并别捣下筛了。各等分，秤多少相匀，任意和合，投更捣筛一遍[②]，炼白蜜和搜，又捣一二千杵。每饮服二丸，稍加，大如梧子，不限食之先后。嗽发，日三五服，禁食葱、油、咸、腥、热面，其效如神。

初得寒热痰嗽。生姜三块含啮之终日间，嗽自愈。

疗久嗽不瘥。紫菀去芦头、款冬花各一两，百部半

---

① 十：原作"末"，与其后"捣为末"互参，于义不通，据《政和本草》卷六改。

② 各等分……一遍：此18字《政和本草》卷八作"各秤等分，多少任意，和合后更捣筛一遍"，于义为顺。

两，三物捣罗为散。每服三钱匕，生姜三片，乌梅一个，同煎汤调下，食后、欲卧各一服。

葛洪主卒嗽，以百部根、生姜二物各绞汁合煎，服二合。

有人病咳嗽多日，或教以燃款冬花三两枚于无风处，以笔管吸其烟，满口则咽之，数日效。

治咳嗽，不拘久近，诸药忌人参、五味，戒盐、醋、椒，即易痊。

治久患咳嗽，喉呷中作声，不得眠。取白前捣为末，温酒调二钱匕服。

疗久咳逆上气，体肿，短①气胀满，昼夜倚壁不得卧，常作水鸡声者，白前汤主之。白前二两，紫菀、半夏洗各二两，大戟七合切，四物以水一斗，浸一宿，明旦煮取三升，分三服。禁食羊肉、饧，大佳。

治劳瘵②。用婺③州蒭草，每用一斤，洗净为末，入生蜜二斤，和为膏，以器皿盛之，不犯铁器，九蒸九曝，日一蒸曝。病人五更起，面东坐，不得语，令匙抄④药，如粥服之，每服四两，服已良久，用稀粟米饮压之。药冷服，粥饮亦不可大热，或吐或下皆不妨。如久病肺损咯血，只一服愈。寻常咳嗽血妄行，每服二匙可也。若小小血妄行，一啜而愈矣。此药神异，而有缘而素积善者，得

---

① 短：原作"知"，据《政和本草》卷九改。
② 瘵：原作"疗"，据《政和本草》卷九改。
③ 婺：原作"蝥"，据《政和本草》卷九改。
④ 抄：其后原衍"抄"字，据《政和本草》卷九删。

服而愈，不然炼药垂成亦不得食而毙。古有一贵人，其国封病瘵，其尊人尝以此方畀①之，九日而药成。前一夕，病者梦人戒令翌日勿乱服药。次日将服之，为屋上土坠器中，不可服。再合既成，又将服之，为籍覆器，又不得食。又再合未就，而夫人卒矣。

治咳嗽。皂荚，烧，研碎，二钱匕，豉汤下之。

治嗽气嗽久者。生②诃梨一枚，含之咽汁。瘥后口涩，不知食味，却煎槟榔汤一碗服之，立便有味。

治久咳嗽上气十年、二③十年，诸药治不瘥方。蝙蝠除翅、足，烧令为末，米饮服之。

鲤鱼烧灰末，治咳嗽，糯米煮粥调服。

咳嗽。以枇杷叶去刺毛，煎汤服之。

治咳嗽旦夕加重，增④寒壮热，少喜多嗔，忽进退，面色不润，积渐少食，若肺脉强紧浮者。杏仁半斤，去皮、尖，入于瓶内，童子小便二斗，浸七日了，漉出，去小便，以暖水淘过，于沙盆内研成泥，别入瓷瓶中，以小便三升，煎之如膏。量其轻重，食后熟水下一钱匕。妇人、室女服之更妙。

吐逆门

碧霞丹，治吐逆立效。黄丹四两筛过，用好米醋半

---

① 畀（bì 必）：赐也。
② 生：原作"主"，据《政和本草》卷十四改。
③ 二：原残作"一"，据《政和本草》卷十九改。
④ 增：通"憎"。《墨子·非命下》："帝式是增。"赵岐注曰："增、憎字通。"

升，同药入铫内，煎令干，却用炭火三秤，就铫内煅透红，候冷取，研细为末，用粟米饭丸，如梧桐①子大。煎醇汤下七丸，不嚼，只一服。

反胃呕吐无常，粥饮入口即吐，困弱无力，垂死者。以上党人参二两，拍破，水一大升，煮取四合，顿服，日再。兼以人参汁煮粥与吃。

治干哕，若手足厥冷，宜食生姜，此是呕方中圣药。又，治心中痞坚不能食，胸中呕哕，生姜八两细切，以水三升，煮取一升，半夏五合洗去滑，以水五升，煮取升半，稍稍服之。

止呕逆不下食。生姜和半夏煎服之。

治呕吐。以白槟榔一颗煨，橘皮一分炙，为末，水一盏半煎服。

干呕。取羊乳一杯，空心服之。

《必效方》疗天行呕吐不下食。取腊月兔头并兔毛，烧令烟尽，擘破作黑灰捣罗之。以饮汁服方寸匕，则下食，不瘥更服。烧之勿令火耗，频用皆效无比。

上②天行呕逆不下食，食即出。以鸡卵一枚，煮三五沸，以水浸之，外熟③内热则吞之。

治卒干呕不止。破卵一枚，去白吞黄，数枚瘥。卵，即鸡卵。

治丈夫、妇人吐逆，连日不止，粥食汤药不能下，可

---

① 桐：原作"杞"，依文义而改。
② 上：疑为"止"字之残。《政和本草》卷二十九作"主"。
③ 熟：原作"热"，据《政和本草》卷十九改。

以应用得效摩丸。五灵脂不夹土石，拣精好者，不计多少，捣罗为末，研狗胆汁和为丸，如鸡头子大。每服一丸，煎热生姜酒，摩令极细，更以少生姜酒化以汤，汤药令极热，须是先做下粥，温热得所，左手与患人药吃，不得漱口，右手急将粥与患人吃，不令大多。

治哕呕。面、醋和作弹丸二三十个，以沸汤煮，别盛浆水二斗，弹丸汤内漉出于浆中，若外热气将减，乘热吞三两个。其哕定，即不用吞余者。加至七八丸尚未定，晚后食前再作吞之。

治风痰。以萝卜子为末，温水调一匙头，良久①吐出涎沫。如是摊缓②风，以此吐后，用紧疏药服，疏后服和气散，瘥。

治干呕欲死者。以半夏汤泡七次，一两二钱半，生姜一两，㕮咀，每服五钱，水二钟，煎至八分，去滓③，食后通口服。

一④方，以管安鼻孔内，各三寸许，吹皂角末入鼻中⑤，令嚏出即愈。

青金丹，治一切吐逆。水银八钱，硫黄一钱，研二味入铫内，慢火化开，以柳木篦子拨炒，或有烟焰，以醋洒之，结成砂子，再研为细末，用棕⑥尖杵和为丸，如绿豆

---

① 久：原作"人"，据《政和本草》卷二十七改。
② 缓：原作"换"，据《政和本草》卷二十七改。
③ 去滓：此2字底本残缺，据《延寿神方》卷一补。
④ 一：此字底本残缺，据《延寿神方》卷一补。
⑤ 中：此字底本残缺，据《延寿神方》卷一补。
⑥ 棕：《世医得效方》卷五作"粽"。

大，每服三十丸，姜、橘煎汤，食后服。

治反胃呕吐，饮食不下。地龙屎一两，南木香五钱，上为细末，用神曲煮糊丸，如梧桐子大，每服五十丸，陈皮或姜汤食远送下。

一方，用真蛤粉，姜汁米饮食后调下一钱匕。

治反胃呕噎。用大田螺不拘多少，用新水养之，待放出泥，澄去上清水，用米筛张于地上，却将皮纸铺任灰上，倾此泥于纸上，候泥干稠，丸如桐子大。每服五十丸，藿香汤食后送下。田螺放之水中得生。

霍乱门

干霍乱，上不可吐，下不可利，出冷汗①三大斗许，气即绝。河南房伟传此汤，入口即吐，绝气复通。其法用盐一大匙，熬令黄，童子便一升，二物温和服之，少顷吐下即愈。

治霍乱。取锅底墨煤少许，只半钱匕，秤定之后却于灶额上取少许，以百沸汤一盏，投煤于其中，急搅数十下，用碗盖之，汁出通口微呷一两口，吐泻立止。

治霍乱，注痢不止，转筋入腹死。生姜三两捣破，以酒一升，煮三四沸，顿服。

治霍乱，心腹胀痛，烦满短气，未得吐下。生姜一斤切，以水七升，煮取二升，分作三服。

治霍乱吐下不止。艾一把，水三升，煮取一升，

---

① 汗：原作"汁"，据《政和本草》卷四改。

顿服。

备急霍乱吐利方。火炙高良姜令焦香，每用五两，打破，以酒一升煮三四沸，顿服。亦治腹痛恶气。

治心腹卒痛，霍乱吐泻，痰癖①冷气。用荜澄茄治之良。

治霍乱转筋。烧栀子三枚，末服，立愈。

治霍乱心腹胀痛，烦满短气，未得吐下，若转筋。烧栀子二七枚，研末，熟水调服。

治霍乱转筋。皂角末如小豆大，吹入鼻中，得嚏便瘥。

治霍乱，吐利不止，心烦，四肢逆冷。黄牛屎一升，水二升，煎取一升，以绵滤过，去渣，顿服。

治霍乱腹痛吐利。取桃叶二升，以水五升，煮取一②升三合，分二服。

治霍乱，心痛，利，无汗方。取梨叶枝一大握，水二升，煎取一升服。又云：正月、二月勿食梨。

疗霍乱心烦闷乱，渴不止。糯米三合，以水五升细研，和蜜一合，滤取汁，分两服。

治夏月霍乱，上吐下泻，心腹疼痛，转筋厥冷。香薷三钱，黄连，剉，二钱，厚朴二钱，生姜四钱。上先将朴、姜、黄三味一处捣于砂石器内，炒紫色取出，同香薷用水一盏、酒一盏煎八分，去渣，用瓷器盛，坐新汲水

---

① 癖：原脱，据《政和本草》卷九补。
② 一：此字底本残缺，据《政和本草》卷二十三补。

中，待冷服。未效，再一服，无有不愈。但煎炒皆不犯铜器铁物。暑湿，合香苏散，加姜三片、木香、车前子；霍乱，加木瓜、藿香；脚气作痛，加木瓜、羌活、苍术、枳壳、陈皮、半夏、甘草、姜、葱；呕逆恶心，再加乌梅；烦躁，加苦竹叶、山栀子、茵陈、车前子。加木香、人参、白术、茯苓、陈皮、黄芪、木瓜、甘草，名十味香苏饮。

疟　门

治胸心痰饮，伤寒热病，瘴疟须吐者。以盐末一大匙，以白滚汤送下，须臾则①吐。不快，明旦②更服，甚良。

治疟。用百草霜、黄丹等分，细研，每服二钱匕，于发日空心米饮调服，不过两服愈。

治疟不瘥。干姜③、高良姜等分为末，每服一钱，水一中盏④，煎至七分服。

治疟。用常山三两研末，以鸡子白和丸，如桐子大，每服三十丸。

初生小儿脐，主疟，烧为末，饮下之。

治老疟。末龙骨方寸匕，先发一时，酒一升半，煮取三沸，及热尽服，温覆取汗，即效。

---

① 臾则：此2字底本残缺，据《政和本草》卷四补。
② 旦：原作"日一"两字，据《政和本草》卷四改。
③ 干姜：原脱，据《政和本草》卷八补。
④ 盏：原脱，据《政和本草》卷八补。

治多年疟。取驴脂和乌梅为丸，未发时，服三十丸。

鸡子黄和常山末为丸，竹叶煎汤下，治久疟不痊。

治五疟。夜明砂捣为散，每服二钱，用冷茶调下，立瘥。

治久患劳疟瘴等方。用鳖甲二两，涂酥炙令黄，去裙为末，临发时，温酒调下二钱匕。

治老疟。炙鳖甲杵末，服方寸匕，发时令三服尽。用火炙，无不断。

治疟。用桃仁一百个，去皮、尖，于乳钵中细研成膏，不得犯生水，候成膏入黄丹三钱，丸如梧桐子大。每服三丸，当发日面向北①用温酒下，如不饮酒，井花水亦得。五月五日午时合，忌鸡、犬②、妇人③见。

治痃疟，用此吐涎水。常山四钱，甘草二钱，上为细末，水一盏半，煮八分服。

治疟塞耳丸，治疟如神。人言④一钱，黑豆四十九粒，大蜘蛛一枚，小者三枚，上二味各研一万下后，和匀再研一二千下，将蜘蛛合和研匀，为丸如豌豆大，阴干收。如未发，先夜献北斗下，次日五更向北，纸裹一丸塞耳中，男左女右，全安。一丸可治三人，不可抛弃。极神。

祛疟神应丸

当归一两，酒蒸，晒干　　柴胡一两，去芦　　知母五钱，去毛

---

① 北：原作"比"，据《政和本草》卷二十三改。
② 犬：原作"大"，据《政和本草》卷二十三改。
③ 人：原作"一"，据《政和本草》卷二十三改。
④ 人言：砒霜之别名。《本草纲目》中有云："砒，性猛如貔，故名。惟出信州，故人呼为信石，而又隐信字为人言。"

穿山甲五钱，黄土炒

上为细末，酒糊为丸，先晚朝北，茶下六十丸，临发日五更又茶下六十丸，即全安。

彭钝斋传神应丸、塞耳丸为治疟第一。

脾胃门即翻胃

治反胃，昔幼却经患此疾，每服食饼及羹粥等，须臾吐出。真观中，许奉御兄弟及蔡[1]、蒋等家，世称名医，奉敕令治，罄竭所患，竟不能疗，渐羸瘵，候[2]绝朝夕。忽有一卫士云：服驴小便极验。日服二[3]合，后呕止一半。晡时[4]又食二合，人定时[5]食粥吐即便定。迄至今日午时奏知，大内[6]中五六人患反胃同服，一时俱瘥。此药稍有毒，服时不可过多。盛取尿及热服二合。病深，服七日。后来疗人并瘥。

脾胃虚冷，不下食，积久羸弱成瘵者。以温州白干姜一物，浆水煮，令透心润湿，取出焙干，捣筛，陈廪米煮粥饮，丸如梧子。一服三五十丸，汤使任用，其效如神。

疗脾劳热，有白虫在脾中，为病令人好呕者。取东行吴茱萸根大者一尺，火麻子八升，橘皮二两，凡三物㕮咀，以酒一斗，浸一宿，微火上薄暖之，三味绞去渣，平

---

① 蔡：《外台秘要》卷八作"柴"。
② 候：原作"假"，据《外台秘要》卷八改。
③ 服二：此2字底本残缺，据《外台秘要》卷八补。
④ 晡时：申时，午后三点至五点。
⑤ 人定时：夜深人静之时，约亥时，夜里九点到十一点之间。
⑥ 大内：皇宫。

旦空心服一升，取尽，虫便下出，或死，或半烂，或下黄汁。凡作药法，禁声，勿语道捉①药，虫便下，验。此方妙。

羊头、肉、肚，主胃病。胃虚损及丈夫五劳骨热病宜食。

治脾胃冷弱，肠中积冷，胀满刺痛。肥狗肉半斤，以米、盐、豉等煮粥，一②两顿。

治反胃，羸弱不欲动。母姜二斤烂捣，绞取汁作拨粥服。作时如葛粉粥法。

治胃气冷，吃食后即欲得吐。以白豆蔻子三枚捣筛，更研细，好酒一盏，微温调之，并饮三两盏。

治反胃呕吐。半夏三升，人参三两，白蜜一升，以水③一斗二升和，捣之一百一十遍，煮取三升半，温服一升，日再。亦治膈间支饮。又主呕哕，谷不得下。

又，治眩悸，半夏一升，生姜半斤，茯苓三两切，以水七升，煎取一升半，分温服之。

治胸膈壅滞，去痰开胃。用半夏净洗焙干，捣罗为末，以生姜自然汁和为饼子，用湿纸裹，于慢火中煨令香熟。水两盏，用饼子一块如弹丸大，入盐五分，煎取一盏，温服。去胸膈壅滞，大压痰毒，及治酒食所伤，其验极效。

牛口中涎，主反胃。又，取老牛涎沫如枣核大，置水

---

① 捉：《备急千金要方》卷十八作"作"，义胜。
② 一：其前《政和本草》卷十七有"频吃"。
③ 以水：此2字底本残缺，据《政和本草》卷十补。

中，服之终身不噎。

牛涎，主反胃呕吐，治噎。要取，即以水洗牛口后，盐涂之，则重吐出。

主脾胃气虚，食即吐出。猪肝一斤，薄切，于瓦上曝令熟干，捣筛为末，煮白粥，布绞取汁，和众手丸①如梧桐子大。空心饮下五十丸，日五服。

又，主脾胃气冷，吃食呕逆，便下赤白痢如面糊，腰脐切痛。猪肾一对，研，著②胡椒、橘皮、盐、酱等末，搜面似常法，作馄饨，煮熟，空腹吃两碗，立瘥。

脾病，宜食枣。

枣，主调中，益脾气，令人好颜色，美人志气。

干枣去核，于铛锅中微火缓逼干，为末，量多少入生姜末，为汤点服，调和胃气。又，将煮枣肉和治脾胃丸药，尤佳。

主反胃吐食，上气。小芥子日干，为末，酒服方寸匕。

治脾胃虚弱，全不进饮食。以破故纸炒四两，肉豆蔻三两生用，为末，以大肥枣肉四十九枚，生姜四两切，同煮，枣烂去姜，取枣肉研膏，入药为丸，如梧桐子大，每服五十丸，空心盐汤送下。

治脾胃积膏。用鸡子五个，阿魏五分，黄蜡一两，锅内煎一处，分作十服，细嚼，温水空心送下。诸物不忌，

---

① 手丸：此2字底本残缺，据《政和本草》卷十八补。
② 著：原脱，据《政和本草》卷十八补。

腹作疼无妨。十日后大便下血，乃积化也。

治反胃。反胃之疾，十有九死，非药不效，良因辄强以食，或饮以羹汤，是速其吐。今得其说，不强以食，绝其羹汤，先投来复丹暑药，知其非伏暑①证，遂投养正、灵砂之类，饥则以饭炒香干啖之，一点汤水亦不与，三日后竟不复吐，饮食如初。甘蔗捣汁七升，生姜捣汁一升，打和，分作二服。

夺命回生丹　此方古今第一，且有奇效。

乌梅十二个，水浸，去核　硼砂二钱　绿豆　黑豆各四十九粒
百草霜五钱　朱砂二钱　雄黄一钱　乳香一钱

上将砂、豆、黄、香五味为细末，入乌梅内，并百草霜捣匀为丸，如弹子大，就湿以乳香、朱砂为衣，阴干。每服一丸，空心嚼化。待药尽，烙饼一个，热茶半碗，将饼扯碎茶抱②食之，无碍为验。过三五日，再依法服一丸即愈，极有神效。

灸穴法　中脘在脐上四寸，太白穴在足大指内侧核骨下陷中，中魁穴在手腕宛宛中③，三里穴足上在膝下三寸。中脘只肚上一氏，其余左右共六穴，各随年岁灸之。

热　门

治骨蒸极热。以雄黄一两和小便一升，研如粉，乃取黄理石一枚，方圆可一尺，以炭火烧之三食顷，极热，浓

---

① 暑：此字底本残缺，据《医方类聚》卷一〇四补。
② 抱：疑为"泡"之误。
③ 宛宛中：意谓筋骨间凹陷处。

雄黄汁于石上。恐大热不可近，宜著①一片薄毡置石上，令患人脱衣坐石上，冷②停，以衣被围绕身，勿令药气泄出，经三五度瘥。

蒸病，五曰③内蒸。所以言内者必外寒内热，把手附骨而热也。其根在五脏六腑之中，必因患后得之，骨肉自消，饮食无味，或皮燥而无光。蒸盛之时，四肢渐细，足趺肿起。石膏十两，研如乳粉，滚水和，服方寸匕，日再，以体凉为度。

治骨蒸。生地黄一升，捣取汁，三度绞汁尽，分再服。若利，即减之。以身体凉为度。

治骨节热积，渐黄瘦。黄连四分，碎切，以童子小便五大合浸经宿，微煎三四沸，去渣，食上分两服。如人行四五里，再服。

热病狂语及诸黄。用川大黄五两，刭碎，炒微赤，捣为散，用腊月雪水五升煎如膏，每服不拘时候，冷水调下半匙。

治骨节热积，渐黄瘦。以大黄四分，童子小便五六合，煎取四合，去渣，空心分为两服。如人行五里，再服。

疗骨蒸鬼气。取童子小便五大斗澄，青蒿五斗，八九

① 著：此字底本残缺，据《政和本草》卷四补。
② 冷：原作"令"，据《政和本草》卷四改。
③ 曰：原作"日"。《诸病源候论》卷四论蒸病有五，即骨蒸、脉蒸、皮蒸、肉蒸、内蒸，其中有云："五曰内蒸，亦名血蒸。所以名内蒸者，必外寒而内热，把手附骨而内热甚，其根在五脏六腑。"据改。

月拣带子者最好，细判，二物相和，纳好大釜①中，以猛火煎取三大斗，去渣，净洗釜，令干，再泻汁安釜中，以微火煎，可二大斗。澄过青蒿，即取猪胆十枚相和，煎一大斗半，除火待冷，以新瓷器盛，每服时取甘草二三两，熟炙捣末以煎，和捣一千杵，为丸。空心，粥饮下二十丸，增至三十丸止。

屋游，味甘，寒。主游②热在皮肤，往来寒热，利小肠膀胱气。生屋上阴处，八月、九月采。此即屋上青苔衣，剥取煮服之。

治骨蒸热，非其人莫浪传，取人屎干者，烧令黑，纳水中澄清，每旦服二小升，薄晚③小童便服一小升，以瘥为度。既常服，新作大坑，烧三升，渍④之，稍稍减服。用小便，以童子者佳。

治热病，有䘌上下食人。猪胆一枚，苦酒一⑤合，同煎三两沸，满口饮之，虫立死即愈。

猪胆，主骨热劳极，渴疾。

治热病后，毒气冲目痛。露蜂房半两，水二升，煮取一升，重滤洗目，日三四度。治目⑥白医。

治虚热渴。桃胶如弹丸，含之佳。

治骨蒸。桃仁一百二十枚，去皮、双仁，留尖，杵，

---

① 釜：此字底本残缺，据《政和本草》卷十补。
② 游：疑涉上文"游"而误，《政和本草》卷十一作"浮"。
③ 薄晚：傍晚。
④ 渍：其前《政和本草》卷十五有"夜以水三升"。
⑤ 一：原脱，据《政和本草》卷十八补。
⑥ 目：《政和本草》卷二十一作"赤"。

和为丸。平旦井花水顿服令尽。服讫，量性饮酒令醉，仍须吃水，能多最精，隔日又服一剂，百日不得食肉。

治热病后下部生疮。浓煮桃白皮稀粥汤，纳少许熊胆，研，以绵蘸药衄①下部疮上。

治热毒下血，或因食热物发动。以赤小豆杵末，水调下方寸匕。

治虚热，益气和中，止烦满②。以白粱米炊饭食之。

治烦热，少睡多渴③。用小麦作饭，水淘④，食之。

治热气结滞，经年数发。以胡荽半斤，五月五日采，阴干，水七升，煮取一升半，去渣分服。未瘥再服。春夏叶，秋冬茎根并用，亦可预备之。

治热，去烦渴。甜瓜去皮，食后吃之。煮皮作羹亦佳。

猪胆，大寒，主骨热劳极。

治一切火热毒，狂躁烦心，口燥咽干，热势之甚者，及吐下后，热不解而脉洪，喘急，郑声，目赤睛疼，烦渴。黄连、黄柏、黄芩、大栀子各等分，上㕮咀，每服五钱，水二盏，煎八分，去渣，温服。

气 门

冷气痛，薏苡仁饭粥法。细舂其仁，炊为饭，气味欲

---

① 衄：同"衄"。《政和本草》卷二十三作"内"，义胜。
② 烦满：原脱，据《政和本草》卷二十五补。
③ 渴：原作"滑"，据《太平圣惠方》卷九十六改。
④ 淘：原作"渴"，据《太平圣惠方》卷九十六改。

匀如麦饭乃佳。或煮粥亦好，自任无忌。

贝母，能散心胸郁结之气，殊有功。

治心腹恶气。取艾叶捣汁饮。又，捣末，和干姜末为丸，一①服三十丸，饭压之，日再服。并治一切恶气，鬼邪毒气。又，干姜末、艾实末，蜜丸，消一切冷气。

治百恶气。取艾子、干姜捣作末，蜜丸如梧桐子大，空心三十丸服，以饭三五匙压之，日再服，其鬼神速走出，颇消一切冷血。与此方及田野之人，相宜也。

治卒肾气冲胁，如刀刺痛，喘息不得，及小肠气。用茴香茎叶生捣汁一合，投热酒一合服之。

治膜外气及气块。延胡索不俱②多少为末，猪胰一具切作块子，炙干，蒸药末食③。

治气不接续，气短，兼治滑泄及小便数，王丞相服之有验。蓬莪术一两，金铃子去核一两，上拌为末，更入硼砂一钱，炼过研细，都和匀，每服二钱，盐汤或温酒调下，空心服。

治水气。葶苈三两，以物盛，甑上蒸令熟，即捣万杵下，若丸得如梧桐子大，不须蜜和。一服五丸，渐加至七丸，以得微利即佳。不可多服，令人不堪美食。若气发，又服之。得利，气下定即停。此方治水气无比。

① 一：此字底本残缺，据《政和本草》卷九补。

② 俱：疑误。《政和本草》卷九作"限"。

③ 炙干蒸药末食：此6字《政和本草》卷九作"炙熟蘸药末食之"，于义为顺。

治男子、妇人五般积气积聚。黑①牵牛一斤，生捣末八两，余渣用新瓦上炙令香熟，放冷再捣取四两熟末，十二两拌令匀，和丸如桐子大。患积气至重者，三五十丸，煎陈橘皮、生姜汤下，临卧空心服之。如二更至三更以来，药来时效应未动，再与二十丸投之，转下积聚之物。常服十丸至十五丸，行气甚妙。小儿十五以下至七岁以上，服五丸至七丸，年及五十以上不得频服。

治水气。用续随子一两去壳，研，以纸裹，用物压出油，研②末，分作七服。每治一人，只用一服。丈夫生饼子酒下，妇人荆芥汤下。凡五更服之，至晚自止。后以厚朴汤补之。频吃益喜。仍不用吃盐、醋，一百日瘥。

葫芦巴得蘹香子、桃仁，治膀胱气，甚效。尝合，惟桃仁麸炒，各等分，半以酒糊丸，半为散。每服五六十丸，空心食前盐酒下。散，热米饮调下，与丸子相间，空心服。日各一③二服。治元脏虚冷，加附子、硫磺。蘹香子，即茴香也。

桑条作煎，《近效方》云：桑煎疗水气、脚气、肺气、痛肿兼风气。桑条二两，一物细切如豆，以水一升，煎取三合，如欲得多造，准此增加，先熬令香，然后煎。肚空时吃，或茶汤，或羹粥，每服半大升，亦无禁忌也。本方云：桑枝，平，不冷不热，可以常服，疗遍体风痒干燥，

---

① 黑：原作"熟"，其后又云"生捣末"，于理不通，据《政和本草》卷十一改。

② 研：《政和本草》卷十一作"重研"。

③ 一：此字底本残缺，据《政和本草》卷十一补。

脚气，风气，四肢挛拘，上气，眼晕，肺气嗽，消食，利小便。久服轻身，聪明耳目，令人光泽，兼疗口干。《仙经》云：一切仙药，不得桑煎不服。出《抱朴子》。本方：桑枝一小升，细切熬令香，以水三升，煎取二升。一日服尽，无问食前后，此服只依前方也。桑条二两下，有云用大秤七两，用者宜审二七之法。

槟榔二枚，一生一熟，捣末，酒煎服之，善治膀胱诸气也。

治一切气，宿食不消。诃梨一枚，入夜含之，至明嚼咽。

治丈夫本脏气伤，膀胱连小肠等气。金铃子一百个，温汤浸过，去皮，巴豆一百个捶微破，麸二升，同于铜铛内炒，金铃子赤热为度，放冷取出，去核为末。每服三钱，非时热酒、醋汤调并得，其麸、巴豆不用也。

治五脏风冷，冷气心腹痛，用①清水、酒服胡椒佳，亦宜汤服者②。冷气，吞三七粒。

补丈夫阳气，治冷气。瘦著床者，取黄雌鸡一只，理如食法，和赤小豆同煮，候豆烂即出，渐渐食之，良。若先曾患骨热者，不可食。

青鱼枕用醋摩，治水气，血气心痛。不可同葵、蒜食之。枕，是青鱼头中骨也。

主上气咳嗽，胸膈痞满，气喘。桃仁三两去皮、尖，

---

① 用：《政和本草》卷十四作"吐"，谓"吐清水"为此病证症状之一。
② 者：《政和本草》卷十四无此字。

以水一升研取汁，和粳米二合，煮粥食之。

治气。小芥子三升捣碎，以绢袋盛，好酒二升浸七日，空心温服三合，日二服。

主冷气。白芥子，主上气发汗，胸膈痰冷，面目黄赤用之。

治急气淋，阴肾肿。泥葱半斤煨过，烂研，贴脐上，立瘥。

推气丸。治三焦痞塞，气不升降，大便秘，小便黄。枳壳麸炒，陈皮、黄芩、大黄、槟榔、牵牛各等分，上为末，姜汁糊丸，如梧桐子大，每服五十丸，不拘时，白汤下。

血　门

盐走血，凡犯咳嗽、血疾者，饮食宜禁之。东方食鱼盐之人多黑色，其验也。

治吐血，鼻血不止。伏龙肝半斤，以新汲水一大升淘取汁，和蜜频服。

若下血不止，菖蒲三两，酒五升，煮取一升，分三服。

吐血神效。生地黄汁一升二合，白胶香二两，以瓷器盛，入甑蒸，令胶消，服。

治衄血。以车前子生研，水解饮之，甚喜。

卒下血不止。草龙胆一虎口，以水五升煮取二升半，分为五服，瘥。

治吐血，唾血。蒲黄一两，筛为散，每服三①钱，温酒或冷水调，妙。

治鼻衄出血。干姜削令头尖，微煨，塞鼻中。

治热毒下血，或因吃热物发动。用生葛根二斤，捣取汁一升，并藕汁一升相和服。

治肠风泻血并热痢。以苦参炒带烟出，为末，饭饮下。

屋茅，主卒吐血，细剉三升，酒浸煮一升，饮之。

疗下血二十年不止者。取地榆、鼠尾草各二两，水二升，煮半，顿服。不断，水渍屋尘，饮一小杯投之。不过，重作乃愈。小儿疳痢，亦单煮汁如饴糖与服便已。又②，毒蛇螫人，捣新地榆根，取升余饮，兼以渍疮，良。

崔元亮《海上方》：赤白下骨立者，地榆一升，水三升，煮取一升半，去渣再煎如稠饧，绞滤，空腹服三合，日再。

治心热吐血口干。用小蓟叶取汁，每服一小盏，顿服。

治卒吐血及泻鲜血。取小蓟叶捣绞取汁，温服。

治九窍出血。以小蓟一握绞取汁，以酒半盏调和，顿服之。如无青汁，只捣干者为末，冷水调三钱匕服。

治阳毒入胃，下血，频疼痛不可忍。郁金五个大者，牛黄一皂角子，别细研，二味同为散，每服用醋浆水一

① 三：此字底本残缺，据《政和本草》卷七补。
② 又：原作"人"，据《政和本草》卷九改。

盏，同煎三沸①，温服。

治吐血。用大黄一两，捣罗为散，每服一钱，以生地黄汁一合，水半盏，煎三五沸，无时服。

治鼻衄不止甚者。白及为末，津调涂山根上，立止。

治鼻衄。以油涂蓖麻叶，炙热，熨囟门上，即止。

张仲景方疗吐血不止者，柏叶汤。青柏叶一把，干姜三片，阿胶一挺，炙。三味以水二升，煮取一升，去渣，别入马通汁一升相和，合煎②取一升，绵滤，一服尽之。马通，即马尿也。

治呕血。黄柏好者，以蜜涂之，干，杵为末，用麦门冬熟水调下二钱匕，立瘥。

牛骨髓，治崩中，带下，吐血，肠风，泻血，水泻。焙，溶用。

鼻衄数升不断者，取楮叶捣取汁，饮三升，不止再三饮，神良。久衄亦瘥③。

治吐血热极。黄柏二两，涂蜜，于慢火上炙焦，捣末，每服二钱，温糯米饮调下。

治泻血不止。桑耳一两，熬令黑，以水一升三合，煎取六合，去渣，空心温三服。桑耳生老桑树上，有黄者赤白者。又，多雨时赤软湿者，人采以作菹④。

---

① 沸：原作"味"，详本方仅郁金、牛黄二味，于义不通。据《政和本草》卷九改。

② 煎：原作"前"，据《政和本草》卷十二改。

③ 鼻衄……久衄亦瘥：此27字原并于其上牛骨髓条中，今别为一条，于义为顺。

④ 菹（zū租）：原作"俎"，据《政和本草》卷十三改。菹，腌菜。

治下鲜血。栀子仁烧灰，水和一①钱匕服，量其大小多少服之。

治鼻中血出，眩冒欲死。烧乱发细研，水服方寸匕，须臾更吹鼻中。

治鼻衄出血，及咯吐血不止。五色龙骨作末，吹一红豆许于鼻中，立止。

治九窍出血。用新生黄犊子未食草者脐中屎，日干，烧末，水服方寸匕，日四五度，顿瘥。又云口鼻出血亦良。

猪血，味甘，平，主补人身血不足，或因患血枯，皮上肤起，面无颜色者，皆不足也。并生饮之。又，解诸药菌毒，止渴，除丹毒，去烦热，养筋，令人多力。

大病瘥后，小劳便鼻衄。牡蛎十分，石膏五分，捣末，酒服方寸匕，日三四。亦可蜜丸如梧子大服之。

治吐血，衄血，咯②血。以荷叶焙干为末，米汤下二钱匕。

其石榴花百叶者，主心热吐血及衄血等，干之作末，吹鼻中，立瘥。

治男妇吐血。陈槐花炒二两，百草霜五钱。上为细末，每服三钱，茅根煎汤调下。治血崩亦可。

癫痫门

治狂癫不识人。以水服伏龙肝方寸匕，日进三。

---

① 一：此字底本残缺，据《政和本草》卷十三补。
② 咯：原作"路"，据《政和本草》卷二十三改。

治风癫引胁牵痛则吐，耳如蝉鸣。天门冬去心、皮，曝干捣筛，酒服方寸匕。

治狂邪发恶，成①披头大呼，欲杀人，不避水火。苦参以蜜丸如桐子大，每服十丸，薄荷汤下。

治癫痫。用艾于阴囊下、谷道下②正门当中间③，随年④岁灸之。

治人癫狂不识人。烧人屎灰以酒服之。

治发狂邪癫痫，不欲眠卧，自贤自智，骄倨⑤，妄行不休，安五脏，下气。白雄鸡一只，煮令熟，五味调和作羹粥食之。

卒痫。露蜂房大者一枚，水三升，煮令浓赤，以浴小儿，日三四佳。

凡狂发欲走，或自高贵称神皆应备。诸火灸，乃得永⑥瘥耳。苦或悲呻吟者，此为邪祟。以蚕纸作灰，酒水任下，瘥。疗风痫也。

治卒狂言鬼语。烧虾蟆杵末，酒服方寸匕，日三。

治风癫及百病。麻仁四升，水六升，猛火煮令牙生⑦，去渣，煎取七升，旦空心服。或发或不发，或多言⑧语，

---

① 成：《政和本草》卷八作"或"。
② 下：疑涉上文"下"而误，《政和本草》卷九无。
③ 中间：此2字底本残缺，据《政和本草》卷九补。
④ 年：此字底本残缺，据《政和本草》卷九补。
⑤ 骄倨：傲慢不恭。
⑥ 永：原作"水"，据《政和本草》卷二十一改。
⑦ 牙生：此2字底本残缺，据《政和本草》卷二十四补。
⑧ 言：此字底本残缺，据《政和本草》卷二十四补。

勿怪之，但人摩手足须定，凡进三剂愈。

治猪羊痫。用水银、黑铅、辰砂、乳香各一两三钱，先将铅化开，入水银，用柳木槌研，次下辰砂研细，下乳香研匀，为丸如鸡头肉大，置净水碗内，每服二丸，午前半饥饱之时，井水送下，良久，吃白粥一碗，三四服可愈。

鬼疰门

若男女梦与鬼交通恍惚者方。截鹿角屑三指撮，日二服，亦治遗精，《食疗》同，酒下。

疗妖魅猫鬼，病人不肯言鬼方。鹿角屑捣散，以水服方寸匕，即言实也。

虎骨，主除邪恶气，杀鬼疰毒，头骨尤良。又，主尸疰、腹痛，治温疟，疗伤寒温气。白虎爪辟恶魅。虎头作枕，辟恶魇；以置户上，辟鬼。骨杂朱画符疗邪。疗卒魇，以虎头骨为枕，《抱朴子》方。又，兔头皮主鬼疰，毒在皮中针刺者。治尸疰邪气，烧狸骨为灰，每服二钱。疗男子水脏虚惫，遗精，盗汗，往往夜梦鬼交，取豮①猪肾一枚，以刀开去筋膜，入附子末一钱匕，以湿纸裹，煨熟，空心稍热服之，便饮酒一盏，多亦甚妙，三五服效。

腽肭脐，味咸，无毒。主鬼气尸疰，梦与鬼交，鬼魅，狐魅，心腹痛，中恶邪气，宿血结块，痃癖羸瘦等。

鹰屎灰，酒服方寸匕，主恶邪魅。此酒勿使饮人知。

---

① 豮（fén 坟）：同"豮"。豮猪即公猪。

鹰肉，食之主邪魅，野狐魅。

鹳骨极寒，亦可单用，治尸疰鬼疰腹疼，炙令黄，末，空心酒服之。

凡人好魇。桃仁熬去皮、尖三七枚，以小便下之。

主传尸鬼气，咳嗽，痃癖注气，血气不通，日渐消瘦。桃仁一两，去皮、尖，杵碎，以水二升半煮汁，著米煮粥，空心食之。

桃枭①，味苦，微温。主杀百鬼精物，疗中恶腹痛，杀精魅，五毒不祥。一名②桃奴，一名枭景，是实著树不落，实中者，正月采之。

中恶疰忤。热暖姜酒一碗服即止。

女子感邪交通。用雄黄一两，以松脂二两，熔，和虎爪搅，为丸如弹子大，火焙之，用焙笼令女坐于上，以被盖之，止留头耳，不过三丸，其邪自断。

卒中邪鬼，恍惚振噤者，灸人中及两足大指爪甲角兼肉，令艾丸在穴上各七壮至四十壮，愈。

一法灸大柱，二穴，在头后侧两边发际大筋外陷中。

一法灸神门，二穴，在两手小指后掌横纹下五分动脉，针三分，灸五壮。

治到客舍馆驿，及久无人居冷房，睡中为鬼物所魇，但闻其人吃吃作声。使令人叫唤，如不醒，牛黄、雄黄各

---

① 枭：原作"鬼"，据《政和本草》卷二十三改。
② 一名：原脱，据《政和本草》卷二十三补。

一钱，朱砂半钱，上为末，每用挑一①钱床下烧，一②钱用酒灌之。

诸疸门

治黄疸。柴胡一两去苗，甘草一分，上都细剉，作一剂，以水二碗，白茅根一握，同煎至七分，绞去渣，任意时时服，日尽。

治谷疸。用苦参三两，龙胆草一两，二物下筛，牛胆和丸，先食以麦饮服之，如梧桐子五丸，日三，不知稍增。

治劳疸。用此龙胆草加至二两，更增栀子仁三七枚，二物同筛捣，以猪胆丸，服如前法，以饮下之。劳疸者，以劳为名。谷疸者，因食而劳也。

治黄疸，皮肤眼睛如金色，小便赤。秦艽五两，牛乳三升，煮取二升，去渣，纳芒硝一两服。

治黑疸多死，宜急用黄瓜③根一片④，捣绞汁六合，顿服，当有黄水随小便出。如未出，更服之。

治黄疸变成黑疸，医所不能治。用土瓜根汁，顿服一小升。土瓜，即黄瓜也。平旦服食后须病汗，当小便出，愈。不尔，再服。

治黄疸。取小麦苗杵绞取汁，饮六七合，昼夜三四饮

---

① 一：此字底本残缺，据《世医得效方》卷十补。
② 一：此字底本残缺，据《世医得效方》卷十补。
③ 黄瓜：王瓜，为土瓜之别称。
④ 一片：《太平圣惠方》卷五十五作"一斤"，义胜。

之，三四日便愈。

治黄疸，身眼皆如金色。不可使妇人、鸡、犬见，取东引桃根，切细如箸①，若钗股以上者一撮，以水一大升，煎取一小升，适温，空腹顿服。后三五日，其黄离离②如薄云散，唯服最谈瘥③，百日方平复。身黄散后，可时时饮一盏清酒，则眼中易散，不饮则散迟。忌食热面、猪、鱼等物。此是徐之才家秘方。

治黄疸。苦葫芦瓢如大枣许大，以童子小便二合浸之，三两食顷，取两酸枣许，分纳两鼻中，病人深吸气，及黄水出④良。

治黄疸。取乱发烧灰，酒服方寸匕，日三。

治大热，黄疸，伤寒头痛，风热瘴疠，此剂利小便。以新茵陈细切，干者为末，煮姜汤食之愈。

治面目黄疸。取小豆、黍米、鸡屎白，各以分捣为细末，分三服，不拘时，白汤调服，黄汁当出，即瘥。

治黄疸。用生萝卜子焙为末，白饮调下方寸匕，日三，不拘时。

病羸门

猪胆，主湿䘌病下脓血不止⑤，羸瘦，多睡，面黄者。

---

① 箸：原作"筯"，《政和本草》卷二十三作"筋"，筋同箸，据改。
② 离离：隐约貌。
③ 唯服最谈瘥：《政和本草》卷二十三作"惟服最后瘥"，于义为顺。
④ 出：原脱，据《政和本草》卷二十九补。
⑤ 不止：原在"羸瘦"之后，据《政和本草》卷十八乙转。

取胆和生姜汁、酽醋半合，灌下部，手急捻，令①醋气上至咽喉乃放手。当下五色恶物，乃②虫子。

又，主瘦病咳嗽，取猪胆和小便、生姜、橘皮、诃梨勒、桃皮煮服。

阴痿③羸瘦，精髓虚弱，四肢力少。猪肾一对去脂膜，取枸杞叶半斤，用豉汁一大盏半相和煮作羹，入盐、椒、葱，空腹食之。

鲫鱼肉，主虚羸，五味熟煮食之。

久病罢④，疗人。以鳗鲡鱼和五味，以米煮食之。

益老扶羸，助脾和血，进美饮食，此药单和不燥，虽见功迟，久则大有补益。熟地黄、破故纸、炒菟丝子、酒蒸白茯苓、山药各去皮，各十两，胡桃五十个去壳另研。上将熟地黄、破故纸、菟丝子三味酒浸一宿，次早饭甑蒸，一⑤日中晒干，九蒸九晒十分干，次和白茯苓、山药二味，杵臼⑥中舂⑦令极细为末，次用胡桃打研烂，和五味令匀，酒煮面糊为丸，如梧桐子大，每服五十丸，空心，温酒或盐汤送下。

---

① 令：此字底本残缺，据《政和本草》卷十八补。
② 乃：《政和本草》卷十八、《本草纲目》卷五十均作"及"。
③ 痿：原作"瘘"，据《政和本草》卷十八改。
④ 罢（pí 皮）：同"疲"。《广雅》："罢，劳也。"
⑤ 一：疑衍，《寿亲养老新书》卷二无此字。
⑥ 臼：原作"旧"，据《寿亲养老新书》卷二改。
⑦ 舂：原作"桩"，据《寿亲养老新书》卷二改。

虚损门

狗脊，治痹，肾气虚弱，补益男子，续筋骨。用酒拌蒸，从巳至申，出，晒干用。

治五脏虚损、羸瘦，益气力，坚筋骨。巨胜①蒸曝各九遍，每取二合，用汤浸布裹，挼②去皮再研，水滤取汁煎饮，和粳米煮粥食之。

犬肉，味咸、酸，温，无毒。安五脏，补绝伤，轻身益气，补胃气，壮阳，暖腰膝，补虚劳。

狗正黄色者，肉温，补虚腰疼，效。

温中坐药，用蛇床子仁为末，以白粉少许和令匀相得，如枣大，绵裹纳之，自然温矣。

补下方亦用之。取胡桃肉合破故纸捣筛，蜜丸，朝服梧桐子大三十丸。

遗精门

治失精，暂睡即泄。白龙骨四钱，韭子五合，上件③为散子，空心酒调方寸匕服。

益智仁，味辛，温，无毒。主遗精虚漏，小便余沥，益气安神，补不足，安三焦，调和诸气。夜多小便者，取二十四枚碎，入盐同煎服，有奇效。

牡蛎，补男子遗精，虚劳乏损，补肾气，安神。炙令

---

① 巨胜：胡麻。
② 挼（ruó）：原作"援"，据《太平圣惠方》卷九十七改。
③ 件：原作"伴"，据《政和本草》卷十六改。

微黄色，研令极细，入丸散中用。

取韭子生吞三十粒，空心盐汤下，止梦泄精及溺^①白，大效。

男女梦与人交，精便泄出，此内虚邪气发热^②，熬韭^③子捣末酒浸，稍稍服。

治梦失精。以紫苏子熬杵为末，酒服方寸匕，日再服。

治虚劳肾损，梦中泄精。用韭子二两，微炒为散^④，食前酒下二钱匕。

治虚劳尿精。新韭子二升，十月霜后采，好酒八合渍一宿，明旦日色好，童子向南捣一万杵。平旦温酒服方寸匕，日再服，立瘥，佳。

治伤寒瘥后交接发^⑤动，困欲死，眼不开，不能语。栀子三十枚，水三升，煎取一升服。

玉露丸　助元阳，闭气^⑥，补脑髓，固真不泄，与金锁丹相兼服。

白龙骨粘舌者，九蒸九晒，为末　菟丝子酒浸，晒干，别研　韭子新瓦上微炒。以上各三两

上三味，同为细末，炼蜜为丸，如桐子大，每服十丸，空心温酒盐汤送下。初服忌房事。

---

①　及溺：此2字底本残缺，据《政和本草》卷二十八补。
②　发热：《政和本草》卷二十八作"感发"，义胜。
③　韭：此字底本残缺，据《政和本草》卷二十八补。
④　散：原作"敬"，据《政和本草》卷二十八改。
⑤　发：原脱，据《政和本草》卷十三补。
⑥　闭气：《臞仙活人方》卷二作"闭精气"，义胜。

金锁丹

肉苁蓉_{五两，切作片子，酒浸，研为膏}　黑附子_{二两，炮制去皮、}
_脐　胡桃仁_{三十个}　巴戟_{二两，去心}　破故纸_{四两，微炒}

上同苁蓉膏捣匀，各三物同为细末，入前苁蓉膏①和匀，再入臼内杵五七百下，丸如桐子大，每服一丸，温酒送下，盐汤亦可。食前服玉露丸，食后服金锁丹。服经月余，虽老弱下元不衰，永闭精也。如要泄，却用车前子一合煎汤服，妙。

茯菟丸　治思虑太过，心肾虚损，真阳不固，尿有余沥，小便白浊，梦寐遗精。

菟丝子饼_{五两}　白茯苓_{二两}　石莲肉_{二两}

上为末，酒糊丸如桐子大，每服三五十丸，空心盐汤下。

治梦遗。用乳香一块拇指大，至三更咽下，服三五次有效。临卧放口中细嚼，含之睡。

《道经》云：治白浊小便频数者，用陈冬瓜仁炒为末，空心米饮调下五钱，多服见效。

男人种子门

天门冬_{水润去心，洗，一斤净末}，炼蜜为丸，每日空心酒下一百丸，一日服三次，上床服一次。

覆盆子_{去蒂炒过，酒蒸}　蛇床子_{去壳，取净仁微微炒。各八两}

---

① 膏：原作"骨"，据《瞿仙活人方》卷二改。

上为末，细研筛过，炼蜜为丸，每日空心盐酒下一百丸，上床时七十丸。

灸穴法

肾腧穴，以前脐相对，在后背脊中样①，平脐心点记中心，两边各开一寸半是。灸穴，此穴暖精固真，各灸二十壮。

开元穴，在脐下三寸，灸三十壮，年高灸一百壮②。

气海穴，在脐下一寸半，灸三十壮，年高灸一百壮。

雀卵合天雄为末，研匀为丸，每空心酒下五丸或七丸。年老用此方神效。

老麻雀冬月取雀肉食之，老幼俱可用，有子。

黄狗肉食之，老人用，大补之，能生子。

二月亥日取桃花，阴干为末，子日酒调服，疗妇人无子者，有孕，效。

正月雨水，夫妻合饮一杯，还房有子。

彭钝斋先生曰：人肯改心行善，广积阴德，施济贫人，有子。

又一方，多娶生子之妇为妾，有子之道也。

治汗门

牡蛎捣为粉，粉身，主大人、小儿盗汗。

---

① 中样：中等之谓。疑为"中央"之误。
② 壮：其后原衍"草"，据文义删。

牡蛎和麻黄根、蛇床子、干姜为粉，去阴汗。

牡蛎和杜仲服，止盗汗。

除盗汗及阴汗。牡蛎为末，有汗处粉之。

豉，能治久盗汗患者。以一升微炒令香，清酒①三升渍，满三日取汁，冷暖任人服之。不瘥，便②作三两剂即止。

何首乌末唾调，肚脐中缚定一宿，止盗汗。

五倍子末唾调，贴脐中束定一宿，止盗汗。

陈老米、浮麦二味同炒黄色，为末，每服二钱，米饮调下，不拘时。白肉蘸吃也好。

牡蛎煅，小麦面炒黄色，研细，上研极细末，每二钱猪汁调服。

消渴门

市门众人溺坑中水。患消渴，取一小盏服，勿令病人知之，三度瘥。

治消渴不止，下元虚损。牛膝五两细锉为末，生地黄汁五升浸，昼曝夜浸，汁尽为度，蜜丸梧桐子大，空心温酒下三十丸。久服壮筋骨，驻颜色，黑须发，津液自生。

崔元亮《海上方》治消渴丸云：偶林野人处得，神验不可言，用上元板桥麦门冬鲜肥者二两，宣州黄连九节者二两，去两头尖，三五节，小刀子调理去毛皮了净，吹去

---

① 酒：原作"油"，据《政和本草》卷二十五改。
② 便：《政和本草》卷二十五作"更"，义胜。

尘，更以生布摩拭，秤，捣末，以肥大苦瓜汁浸麦门冬经宿，然后去心，即于臼中捣烂，即纳黄连末臼中和捣即得，并手丸大如梧桐子。食后饮下五十丸，日再，但服两日，其渴必定。苦重者，即初服药，每一服一百五十丸，第二日服一百二十丸，第三日服一百丸，第四日八十丸，第五日依本方服。若欲合药，先看天气晴明，其夜①方浸药，切须净处，禁妇人、鸡、犬见知。如似可每日只服二十五丸，服讫觉虚，即取白羊头一枚，洗去毛，洗了，以水三大斗，煮令烂，去头，取汁可一斗以来，细细服之，亦不著盐，三剂平复。

治消渴小便多。捣黄连绢筛，蜜和，服三十丸，治渴延年。

又，椰子壳将服之，主消渴。

消渴小便多。栝蒌根薄切，炙，取五两，水五升，煮取四升，随意饮之，良。

卒消渴，小便多。黄柏一斤，水一升，煮二五沸，渴即饮之，恣意饮数日便止。

卒消渴，小便多。作竹沥，恣饮数日愈。

牛乳，主消渴口干，微寒，补虚羸。

鹿头，主消渴。煎之可作胶，服之弥善。

青牛胆，君，无毒，主消渴，利大小肠。

牛肚，主消渴，风眩，补五脏，醋煮食之。

崔元亮《海上方》疗烦渴羸瘦，小便不禁，兔骨和大

---

① 夜：原作"药"，据《政和本草》卷六改。

麦苗煮粥服，极效。

消渴饮水不知足。兔头骨一具，以水煮取粥饮之。

消渴，日夜饮水数斗，小便数，瘦弱。猪肚一枚，净洗，以水五升煮令烂熟，取二升以来，去肚，著少豉，渴即饮之，肉亦可吃。又，和米著五味煮粥食，佳。

煮驴头汁，令服三二升，治多年消渴，无不瘥者。

治消渴，取白鹅煮粥饮之。

治一切渴。大牡蛎不计多少，于腊日、端午日黄泥裹，煅通赤，放冷取出，为末，用活鲫鱼煎汤调下一钱匕，小儿服半钱匕，只两服瘥。

橘，味甘、酸，止消渴，服除胸中膈气。

螺，以水三升煮取汁，渴即饮之，螺即任吃。

有人消渴，引饮无度，或令食韭苗，其渴遂止。法要日吃三五两，或炒或作羹，无入盐，极效。但吃得十斤即佳。过清明勿吃，入酱无妨。

主烦渴，身热，烦①满。十一月、十二月采天花粉根用之。

绿豆，研汁煮饮服之，治消渴。

治三消渴神药，常服禁遗精，止白浊，延年。菟丝子酒浸，蒸为饼，焙干，十两，白茯苓、莲肉各三两，五味子一两，上为末，别研干山药末六两，将酒煮糊，搜和得所，捣数百杵，为丸如桐子大，每服五十丸，空心米汤下。

---

① 烦：原作"顺"，据文义改。

上消者，肺也，多饮水而少食，小便如常。

中消者，胃也，多饮食而小便赤黄。

下消者，肾也，小便浊淋，如膏之状。

彭用光曰：大法，黄连、天花粉二味为末，藕汁、人乳汁、生地黄汁佐以蜜、姜汁为膏，和二味，留舌上，徐徐以白汤少许送下。能食者，加石膏。

戒夜饮门

彭钝斋先生曰：酒，古礼也，奉祭祀，会宾亲，制药饵，礼有不可缺者。用之有时，饮之有度，岂可以为常而不戒节？《礼经》宾主百拜而酒三行[1]，盖重其道而不容轻。况今人夜饮多，能生病而废事、损寿、招祸，好生君子切宜戒之。

---

[1] 宾主百拜而酒三行：语出扬雄《法言·修身》。

卷之三

读书门_{教子方}

状元丸_{教子第一方}

石菖蒲_{去毛,一寸九节者佳}　远志肉_{甘草水煮,去心。各一两}　白茯神_{去木、皮}　巴戟天_{水煮去骨,五钱}　地骨皮_{去木}　人参_{去芦,三钱}

上为细末,用白茯苓去皮二两,粘米二两,共打粉,外用石菖蒲三钱打碎,煎浓汤,去滓,煮糊为丸。每日食后、午时、卧时服三十五丸。

诗曰:

茯神远志石菖蒲,地骨人参巴戟天,

倍著茯苓为丸服,读书日记千万言。

养神汤　勤读苦辛之士服此。

天门冬_{去心、皮,二钱}　当归_{酒浸,五分}　麦门冬_{去心,二钱}　贝母_{去心,一钱}　丹参_{五分}　白术_{去芦}　知母_{去毛,酒炒}　陈皮_炒　甘草_{各一钱}　石菖蒲_{去毛,一钱}　黄连_{姜汁炒,五分}　五味子_{九粒}

上作一服,水、姜煎,不拘时,当茶,以爽神气,通窍。

韩夫人方

苦参　黄连

□^①味为末,用熊胆汁为丸,赐诸子,每习学含之,

---

① □:原残缺,依文理或为"二"。

以资勤苦，后皆成名贤。朱文公记。

又方

石菖蒲一味，取一寸九节者佳，露根者不用，每用四两，去毛，研为末。上用猪心血为丸，每用白汤下二十五丸，不拘时服。

补益四物汤 辛苦读书而有房劳服此。

当归一钱　生地黄一钱　白芍药　川芎　黄柏　白茯苓知母　麦门冬　陈皮各五钱　白术一钱　玄参一钱　山栀仁炒甘草各五分

上作一服，水、姜煎，半饥空心服。

又一方

天门冬去心　麦门冬去心　五味子去梗

上各等分，每日用煎汤服，大能资养精神。

一方法

社日①，学生以葱系竹竿上，于窗中托之，谓之开聪明。或又加之以蒜，欲求能算计也。

一方醒睡法

醒睡汤

酸枣仁去壳，研　真沙参各一钱五分　麦门冬一钱，去心甘草五分　白茯神去木，五分

上作一贴，水一中②，姜一片，不拘时服。

读书灯油方

书灯，用香油一斤，入桐油三两，则耐点，又辟鼠

---

① 社日：古时祭祀土地神的节日。

② 中：疑误或其后有脱文。

耗。以盐置盏中，可省油。以生姜擦盏边，不生晕。

挑灯梜①

三月三日收荠菜梗用之，则无飞虫。

笔，用黄柏、黄连煎汤，调轻粉蘸笔头，则不蛀。

墨，用熟艾收，不蒸。

调银朱入藤黄或白及水研，不落。

洗砚，用莲蓬壳或半夏擦之，去滞墨。

印色，用胡椒七粒熬香油，入藤黄、麝香、黄蜡少许。印褥用板枝花或竹茹最佳。

读书法。生则谩②读成③语句，熟则疾读贪遍数，紧④联以续其断，喝怒以正其误。未熟切忌背诵，既倦不如少住。如此力学⑤功多，乃是读书要务。

省油烛门_{附读书后}

省油法方

浮萍草_{六月取}　瓦松_{六月取}　远志　黄丹　蛤粉_{各一两}

上为细末，每油一两，用药一钱，可点一月。

又方

槐角子_{二斤，八月收}　白胶香_{一斤}　硫黄_{四两}

---

① 梜：同"筴"，筷子。

② 谩：通"慢"，缓慢。白居易《长恨歌》："缓歌谩舞凝丝竹，尽日君王看不足。"

③ 成：《菽园杂记》卷二作"吟"。

④ 紧：《菽园杂记》卷二作"攀"。

⑤ 学：《菽园杂记》卷二作"少"，义胜。

一二一

先将槐角子捣烂，用砂锅化开，白胶香次入，槐角一处熬烂，又次下黄丹①，一处用条搅匀，取筒七寸长，粗如大指大，灌入筒内，阴干，去其筒子不用，每一枝可点六十日也，最妙。

开愚门

治久服聪明益智。甲子日取菖蒲一寸九节者，阴干百日为末，服方寸匕，日三服，食前温服。

治好忘，久服聪明益智。七月七日取菖蒲，酒服方寸匕，饮酒不醉，好事者服而验之。不可犯铁，令人吐逆。

治人心孔昏塞，多忘喜误。丁酉日，密自至市买远志，著巾角中还，为末服之，勿令人知。远志，凡使先须去心，若不去心，服之令人闷。去心了，用熟甘草汤浸一宿，漉出，曝干用之。

治好忘，久服聪明益智。龙骨、虎骨②、远志等分，又三味为末，食后酒服方寸匕，日三③服。

益耳目，补中，聪明强志。莲实半两，去皮、心，细研，先煮令熟，次以粳米三合作粥，候熟，入莲实，搅匀食之。

取蜘蛛网著衣领内，辟忘。

治人心孔昏塞，多忘喜误。七月十日取蜘蛛网，著衣领中，勿令人知，则永不忘也。

---

① 黄丹：据该方之药物组成，当为"硫黄"之误。
② 虎骨：原脱，据《政和本草》卷十六补。
③ 三：此字底本残缺，据《政和本草》卷十六补。

以五月五日取东向桃枝，日未出时作三寸，本人着衣带上，令人不忘。

补心虚，治健忘，令耳目聪明。用戊子日取东向桃枝二寸，枕之。

治不善记而多忘者。白茯神去木，远志肉甘草水煮去心，石菖蒲去毛，一寸九节者佳，各三两，制后共捣细为末。每日用三五钱，煎汤，空心食后服，一日食八九次或十余次。久久服者，能日诵千言。

不睡门

治怔悸不得眠者，酸枣仁汤

酸枣仁炒，二升　茯苓　白术　人参　甘草各二两　生姜六两

六物切，以水八升煮取三升，分四服。古之升者，今盏也。

治胆虚，睡卧不安，心多惊悸。用酸枣仁一两，炒令香，捣细为散。每服二钱，竹叶汤调下，不拘时服。

治夜不①眠。用酸枣仁半两，炒黄为末，以酒三合浸洗②汁，先以粳米三合煮作粥，临熟下枣仁汁，更煮三五沸，空心食之。

治骨蒸劳，心烦不得睡卧。用酸枣仁一两，水二大盏

---

① 不：原作“下”，据《太平圣惠方》卷九十六改。
② 洗：《太平圣惠方》卷九十六无。

半，研搅取汁，下米二合煮粥，候熟下地黄汁一合，更渐煮过，不计时候食之。

人欲睡，捣花谷叶服，验。谷，即谷树枝上叶，又名楮叶，又名构叶。

睡忽不寤，勿以火照之，杀人。但痛啮拇指甲际而唾其面则活。取韭捣汁吹鼻孔，冬月用韭根取汁灌于口中。

治虚人夜不得睡，梦中惊魇，自汗心悸。用灵砂□钱研，人参半钱，酸枣仁一钱，为末，红枣去核取肉为丸。临卧时，枣汤送下五七丸。

清心丸　治心受邪热，精神恍惚，狂言叫呼，睡卧不安。

人参　蝎梢　郁金　生地黄　天麻　南星

上为末，入①黄牛胆内，挂，当风吹干，腊月②造用，各等分为细末，汤浸，蒸饼和为丸，如梧桐子大，每服三十丸，人参汤下。

阴阳易门

治伤寒，妇人得病虽瘥，未满百日，不可与男子交合，为阴阳③之病，必拘急，手足拳欲死，丈夫病名为阳易，妇人名为阴易，速当汗之，满四日不可疗，宜令服此

---

① 入：原作“又”，据《普济方》卷十六改。
② 月：原作“目”，依文理而改。
③ 阴阳：原作“阴易”，《政和本草》卷八作“阴阳”，详下文论丈夫得此病名阳易，妇人名阴易，故当以“阴阳”总称为是，据改。

药。干姜四两为末，汤调顿服，覆衣被出汗①得解，手足伸遂愈。

治丈夫热病瘥后，交接复发，忽卵入腹中，绞痛欲死。烧女人月经赤衣为灰，熟水调方寸匕服。

妇人裈裆，主阴易病。当阴上割取，烧末，服方寸匕。童女裈益嘉。若女患阴易，即须男裈也。阴易病者，人患时行病起后合阴阳②，便即相着，甚于本病，其候小便赤涩，寒热甚者是，服此便通利。不尔，灸阴二七壮。又，妇人裈，主胞衣不出，以覆井口立下，取本妇人者佳。

噎　门

有僧③病噎，不下食，告弟子曰：吾死之后，便可开吾胸中喉，视有何物。言终而卒。弟子依言而开视胸中，得一物，形似鱼而有两头，遍体似肉鳞。弟子致器中，跳跃不止。戏以诸味，皆随化尽。时夏中，蓝成作淀，有一僧以淀致器中，此虫遂绕器中走，须臾化为水。遇此病者，以蓝淀治之必愈。

淡竹茹，主噎膈。

头垢治噎，酸浆水煎膏，服之立愈。

治噎。羚羊角屑不拘多少，自在末之，饮服方寸匕。

---

① 汗：原作"汁"，据《政和本草》卷八改。

② 合阴阳：原作"合阴易"，据《政和本草》卷十五改。

③ 僧：原作"谓"，据《政和本草》卷七改。

亦可以角摩服，噎止良①。

白鹅毛烧灰，酒下，治噎。

治五噎

防风一钱七分半　官桂二钱半　细辛二钱八分半　陈皮一钱五分　紫苏一钱八分　羚羊角屑，一钱八分　杏仁去皮尖，炒，三钱半

上咬咀，分二贴，每服姜②五片，水二钟，煎八分服。

治噎欲发。以陈皮□两汤浸去白，焙，为末，以水一大盏，煎半盏，不拘时热服。

肿　门

治卒肿满，身面皆洪大。菟丝子二升，酒五升，渍二三宿，每服一升，日三③服。

治肿。蒺藜子一升，炒令黄，捣筛，以麻油和如④泥，炒令焦黑，以涂故布上，剪如肿大，勿开头，搭上。

治身体手足卒瘨肿。捣苍耳傅之，立效。春用身，冬用子。

治热丹赤肿。栝楼末二两，酽醋调涂之。

治一切肿。以红花熟烂捣取汁服之，不过再三服，瘥。服之多少，量肿大小而进之。

---

① 亦可以……良：此11字《外台秘要》卷八作"亦可以角摩噎上，良"，义胜。

② 姜：原作"妾"，据文义改。

③ 三：此字底本残缺，据《政和本草》卷六补。

④ 如：原作"好"，据《政和本草》卷七改。

治水肿及暴肿。葶苈三两，杵六千下，令如泥，即下汉防己末四两，取绿头鸭就药臼中截头，沥血于臼中，血尽，和鸭头更捣五千下，丸如桐子大。肿甚，空心服，白汤下十丸，稍可者五丸，频服，五日止。此药利小便，有效如神。

治遍身肿浮，小便涩。葶苈子二两，大枣二十枚，以水一大升，煎取一小升，去枣，纳葶苈于枣汁煎，丸如梧桐子大，空心白汤下六丸。

疗水病，无问年月浅深，腹胀脉恶亦主之。大戟、当归、橘皮各一两，切，以水二大升，煮取七合，顿服，利水二三升，勿怪。至重不过再服便瘥。禁毒食一年，永不作。此方出张尚书，李兵部绛①手集之。

治诸处皮里面痛。何首乌末，姜汁调成膏，痛处以帛子裹之，用火灸鞋底熨之，妙。

治水气。用商陆根白者，去皮，切如小豆许，一大盏，以水三升，煮取一升以上，烂即取粟米一大盏煮成粥。仍空心服，若一日两度服即恐利多，每日服一顿即微利，不得杂食。

治水肿不能服药。商陆一升，羊肉六两，以水一斗，煮取六升，去滓，和肉、葱、豉作臛，如常法食之。商陆白者妙。

主一切热毒肿。商陆根和盐少许傅之，日再易。

---

① 绛：原作"降"，按《旧唐书》有李绛传，据改。又，《新唐书·艺文志》载薛弘庆《兵部手集方》三卷，注曰："兵部尚书李绛所传方。"

治一切毒肿，疼痛不可忍者。捣蓖麻子傅之，瘥。

五色丹毒，俗名油肿。若犯，多致死，不可轻之。以榆白皮末和鸡子白傅之。

疗身体暴肿满。榆皮捣屑随多少，杂米作粥食，小便利。

有人虚肥积年，气上如水响病，面肿脐不肿①。用谷楮叶八两，以水一斗，煮取六升，去渣②，纳米煮粥吃。

治水肿，坐卧不得，头面身体悉肿。取东引花桑枝，烧灰淋汁，煮赤小豆，空心食令饱，饥即食尽，不③得吃饮。

治男子、女人久患气胀，心闷，饮食不得，因食不调，冷热相击，故令心腹胀满。厚朴火炙，令烧干，又蘸④姜汁炙⑤，直待焦黑为度，捣筛如面，以陈米饮调下二钱匕，日二服，良。亦治反胃，止泻甚妙。

又，小腹胀，小便涩。取乌牛牸⑥溺一升，一日分服，腹消即止。

又，下水肿。取黄犍牛溺，一饮三升。不觉，更加服。老、小⑦亦可。

---

① 有人……不肿：此17字《外台秘要》卷二十一作"有人虚肥积年，气上似水病，眼似肿而脚不肿"，《政和本草》卷十二引《外台秘要》作"有人虚肥积年，气上如水响病，面肿脚不肿"。

② 渣：原作"楂"，据《外台秘要》卷二十一改。

③ 不：此字底本残缺，据《政和本草》卷十三补。

④ 蘸：原作"焦"，据《政和本草》卷十三改。

⑤ 炙：原作"灸"，据《政和本草》卷十三改。

⑥ 牸（zì字）：母牛。《备急千金要方》卷七作"特"。特，公牛。

⑦ 小：其后《政和本草》卷十六有"减半"。

治肿。以黄明胶同姜汁溶膏，贴傅肿四边，中心留一孔子，其肿即头自散也。

五色丹，名油肿，人犯之多致死，不可轻之。以牛屎傅之，干即易。

主水气浮肿，腹肚满，小便涩少。水牛一只蹄，汤洗去毛，如食法，隔夜煮令烂熟，取汁作羹，蹄切，空心饱食。又，主水气，大腹浮肿，小便涩少。水牛尾涤洗，去毛细切，作脂食之，须极熟。煮食亦佳。又，牛肉一斤熟蒸，以姜、醋空心食。水牛皮烂煮、热①蒸，切于豉汁中食之。又，乌犍牛尿半升，空心饮之，利小便。又，牛盛热卒死，其脑食之生肠痈。

治浮肿，小便涩少。黄肥狗肉五斤，熟蒸，空腹食之。

又，主气水鼓胀②，浮肿。狗肉一斤，细切，和米煮粥，空腹吃。作羹臛吃亦佳。

治卒肿病，身面皆洪大。生猪肝一具，煮作羹，任意下饭。

又，理肿从足始，转上入腹。猪肝一具，细切，先布摸，更以醋洗，蒸熟食之，如食不尽，三两顿服食亦可也。

治身体手足肿。以驴脂和盐傅之。

治十种③水气病不瘥，垂死。鲤鱼一个，重一斤以上，

---

① 热：《政和本草》卷十七作"熟"，义胜。
② 胀：原脱，据《政和本草》卷十七补。
③ 种：原作"肿"，据《政和本草》卷二十改。

又熟取汁，和冬瓜、葱白作羹食之。

鲫鱼白煮食之，疗水肿脚满，下气，腹有宿瘕不可食。又，修理可去脊上两筋及黑血，毒故也①。

治水病初得危急。冬瓜不限多少，任吃，神效无比。

治水病洪肿，气胀，不消食。干香薷五十斤，焙，用湿者亦得，细剉，纳釜中，水浸之，出香薷上数寸，煮使气尽，去滓清澄之，渐微火煎令可丸。服五丸如梧桐子大，日三，稍加之，以小便利为度。

大豆，寒，和饭捣，涂一切毒肿。

韦宙《独行方》疗水肿从脚起，入腹则杀人，亦用赤小豆一斗，煮令极烂，取汁四五升，温渍膝以下。若已入腹，但服小豆，勿杂食，亦愈。李绛《兵部手②集方》亦著此法，云曾得效。

淋　门

用云母粉，温水和服三钱匕。

治五种淋疾，劳淋、血淋、热淋、气淋、石淋，及小便不通至甚者，透格散。用滑③石一两，不夹泥土④雪白者，生研为细末。每服二钱，诸淋各依汤使如后。劳淋，劳倦虚损，小便不出，小腹急痛，葵子末煎汤下，通后，

---

① 故也：原脱，据《政和本草》卷二十补。
② 手：此字底本残缺，据《政和本草》卷二十五补。
③ 滑：《政和本草》卷三作"消"。
④ 土：原作"上"，据《政和本草》卷三改。

便须服补虚丸散。五淋药末同此，诸汤次详悉其①。

治五淋。车前子二升，以绢囊盛，水八升，煮取三升，不食尽服之，须臾石下。

治石淋。取瞿麦子捣为末，酒服方寸匕，日一，三日当下石。

治淋。黄芩四两，袋贮之，水五升，煮三升，分三服。

疗热淋。取白茅根四斤到之，以水一斗五升，煮取五升，适冷暖饮之，日三服。

治五种淋。用苎根两茎，打碎，以水一碗半，煎取半碗，顿服即通，大妙。

治石淋。乱发烧灰，水服之，有验。

治淋。取牛耳中毛烧灰，取半钱水服，瘥。

卒得淋。取牛毛烧灰，水服半钱，瘥。

若石淋者。取燕屎末，以冷水服五钱匕，日一②服，至食时当尿石水。

疗卒淋。鲤鱼齿烧灰，酒服方寸匕。

石淋者。取鳖甲杵末，以酒服方寸匕，日二三，下石子瘥。

治淋下血。麻根十枝，水五升，煮取二升，一服血止，神效。

崔元亮《海上方》疗石淋，便中有石子者。胡桃肉二

---

① 其：其后疑有脱文。
② 日一：《政和本草》作"旦"，按其后云服药后至食时当石出，知服药当在食前，故以"旦服"为胜。疑刊刻时将"旦"上下误作二字。

升，细米煮浆粥一升，相和顿服，即瘥。

治五淋。取船底苔，圆鸭子一枚大，煮服之。

治五淋

滑石　琥珀各四钱　木香　当归　郁金　扁竹各二钱

上分二贴，芦叶同煎服。

肠风门

牵牛子取其中子，捣取粉一两，别以面①炒，去皮尖者，桃仁末半两，以熟蜜和丸，如梧桐子大，温水②服二十丸，以治大肠风秘，壅热结涩，不可久服③，亦损④脾肾气故也。

肠痔多年不瘥，下血不止

木贼二两　枳壳二两　干姜一两　大黄一分

四味并剉一处于铫子内，炒黑色，存三分性，捣罗，温粟米饮调，食前服一钱匕，甚效。

木贼细剉，微微炒，捣为末，沸汤点二钱，食前服。

治远年近日肠风，下血不止。枳壳烧成黑灰存性，羊胫炭为末。枳壳末五钱，炭末五⑤钱，和匀，用浓米饮一中盏⑥调下，空心服，五更初一服。如人行五里，再服。

---

① 面：《政和本草》卷十一作"麸"。

② 水：此字底本残缺，据《政和本草》卷十一补。

③ 久服：此2字底本残缺，据《政和本草》卷十一补。

④ 损：《政和本草》卷十一作"行"。

⑤ 五：《政和本草》卷十三作"三"。

⑥ 盏：原脱，据《政和本草》卷十三补。

当日见效。

治肠风下血。枳实半斤，麸炒去瓤，绵黄芪半斤，洗剉为末，米饮不时下二钱匕。若难服，以糊为丸，汤下三五十丸。

治肠风热证下血

地榆　黄连　茜根　黄芩　茯苓各半两　栀子仁一分

上为粗末，每服三钱，薤白五寸同煎服。

治肠风下血。苍术米泔浸焙一两，地榆五钱，上咬咀，分二贴，每贴水二盏，煎八分，去粗①，空心服。

痔疮门

治痔发动，痛如虫啮。菟丝子炒令黄黑末，和鸡子黄涂之。亦治谷道中赤痛。

治痔疮有头如鸡冠者。用黄连末敷之即瘥，更加赤小豆末尤良。

肠风痔漏。萆薢细剉，贯众连叶劈下了去土，等分，捣罗为末，每服二钱，温酒调下，食前服。

洗痔。以连翘煎汤洗讫，刀上飞绿矾入麝香贴之。

治下血。槐花、荆芥穗等分为末，酒调下一钱匕。

治痔，有虫咬谷道，痒或下血脓多。取槐白皮浓煎汁，安盆坐汤之上，虚其谷道，令更暖，良久欲大便，当虫出，不过三度愈。如用末，绵裹纳下部，亦妙。

---

① 粗：疑为"粗"之误。

野鸡痔，下血，肠风，明目方。嫩槐叶一斤蒸之，如造茶法，取叶碾作末，如茶法煎呷之。

衣中故绵絮，主卒下血，及鳖疮①出血不止。取一握，煮汁温服之。新绵一两，烧为黑末，酒下，主五野鸡痔。

治鼠奶痔。牛角䚡烧作灰末，空心酒服方寸匕。

鹰头烧灰，和米饮服之，治五痔。

治肠痔大便血。烧猬皮敷之。

鳗鲡鱼熏下部痔，虫尽死。

治肠风下血。经霜茄连蒂烧存性，为末，每日空心服用，温酒下一钱，瘥。

干葛汤 治酒痔。

干葛　枳壳炒　半夏制　茯苓去皮　生地黄半两　杏仁半两，去皮　黄芩二钱半　甘草炙，二钱半

上到，每服五钱，黑豆百粒，姜五片，白梅一个，煎服。

治诸痔。猪后蹄垂甲，不拘多少，烧存性，上为末，陈米饮调二钱，空心服。

黑丸子，专治年久痔漏下血。白姜、百草霜各一两，木馒头各②一两，乌梅、败棕柏叶、乱发各一两二钱半，各烧存性，为末，再入桂心三钱，白芷五分，上同为末，醋糊为丸，如梧桐子大。每服五十丸，空心米饮送下。

---

① 鳖疮：《本草纲目》卷三十八作"金疮"。

② 各：木馒头前后或有他药，按《世医得效方》卷七所载该方并无他药，疑为衍文。

大小便门

治大小便不通。用白矾细研末，令患人仰卧，置矾末于脐中满，以新汲水滴之，候患人觉冷透腹内，即自然通。如为曾灸无脐孔，即于原灸盘，用纸作环子笼灸盘，高一指半，著矾末在内，依前①法用水滴之。

疗关膈大小便不通，胀满欲死，两三日则杀人。芒硝三两，纸裹三四重，炭火烧之，令纳一升汤中尽服。当先饮酒一升，吐出乃服之。

治小便不通。滑石末一升，以车前汁和，涂脐四畔，方四寸，热即易之，冬月水和亦得。

赤石脂，以舌试之，粘者为佳。有人病大肠寒滑，小便精出，诸热药服及一斗二升未效，后有人教服赤石脂、干姜各一两，胡椒半两，同为末，醋糊丸如梧桐子大，空心及饭前米饮下五七十丸，终四剂遂愈。

治小腹痛满不得小便，及疗天行病。雄黄细研，蜜丸如粟米，纳溺孔中。

缩小便。以颗块雌黄一两半，研如粉，干姜半两切碎，入盐四钱同炒，令干姜黄色，同为末，干蒸饼入水，为丸如绿豆大。每服十丸至二十丸，空心盐汤下。

小便卒大数，非淋，令人瘦。以石膏半斤捣碎，水一斗，煮取五升，稍饮五合。

治脱肛历年不愈。以生铁二斤，水一斗，煮取五升，

---

① 依前：此2字底本残缺，据《政和本草》卷三补。

出铁，以汁洗之，日再洗。

治大肠久积虚冷，每因大便脱肛，按不得入。炒石灰令热，以布帛囊裹，坐其上，冷即易之。

治尿血。车前草绞取汁五合，空心服之。

小便不通。车前子草一斤，水三升，煎取一升半，分三服。

小便出血。当归四两细剉，酒三升，煮取一升，顿服。

若肠随肛出，久不可收入。捣生栝蒌汁，温服之，以煎内汁洗手，随按之，冷暖自得，入①。

治积块，治小便不利有水气，栝蒌瞿麦丸主之。栝蒌二两，大附子一个，茯苓、山芋②各三两，瞿麦一两，将物杵末，蜜丸桐子大，一服三丸，日三。未知，每至十八丸。以小便利、腹中温为知也。

治小便不通及关格方。生土瓜根捣取汁，以小③水解之筒中，吹下部取通④。土瓜，即王瓜也。

治尿血不定。以郁金一两捣为末，葱白一握相合，以水一盏，煎至六合，去滓，温服，日三服。

老人虚秘

柏子仁　大麻子仁　松子仁

---

① 捣生栝蒌汁……入：此22字《政和本草》卷八作"捣生栝楼，取汁温之，猪肉汁中洗手，随按之，令暖自得入"，《医心方》卷七作"捣生栝楼，取汁温，以猪膏内中，手洗，随按抑，自得缩入也"。

② 山芋：山药的别名。

③ 小：《政和本草》卷九作"少"。

④ 通：原脱，据《政和本草》卷九补。

等分，同研末，溶白蜡丸桐子大，以少黄丹汤服二三十丸，食前用。

治大小便不通，关格不利。烧皂荚细研，粥饮下三钱，立通。

治脏毒下血。以苦楝子炒令黄，为末，蜜丸，米饮下十丸至二十丸，妙。

樗皮，温，无毒，止泻及肠风，能缩小便，入药蜜炙用。

洛阳一女子，年四十六七，耽饮无度，多食鱼鳖①，摄理之方蔑如也。后以饮啖过常，蓄毒在脏，日夜二三十次②，大便与脓血杂下，大肠连肛门痛不堪忍。医以止血痢药不效，待死者久之，乃复有医者以肠风药则益盛，盖肠则有血而无脓。凡如此已半年余，气血渐弱，凉药即泄，食愈减，服温平药则病不知，如此将期岁，医告术穷。或有人教服人参散，病家亦不敢主当，谩与服之。才一服，知③，二服或三服，脓血皆定。自此不十服，其疾遂愈。后问其方，云是大肠风虚，饮酒过度，挟热下痢脓血，疼痛，多日不瘥。樗木白皮一两，人参一两，为末，每服二钱，空心以温酒调下。若不饮酒，以温米饮代。忌油腻、酒、面、青菜、果子、甜物、鸡、猪、鱼、蒜等物。

乱发灰，疗转胞小便不通。

---

① 鳖：《政和本草》卷十四作"蟹"。
② 次：《本草纲目》卷三十五作"泻"。
③ 知：原作"如"，据《政和本草》卷十四改。

治大小便不通。烧乱发末三指撮，投半升水①中，一服立通，效。

治小便出血。龙骨煅为细末，水飞，二钱方寸瘥②，水调温服之，日二服，瘥。

治尿血。黄明胶三两炙，以水二升，煮取一升四合，分再服。

疗尿③床方。羊肚盛水令满，系两头熟煮，开取水，顿服之，即瘥。

主下焦虚冷，小便数，瘦兼无力。羊肺一具，细切，纳少羊肉作羹食之，煮粥亦得。

疗肛门凸出方。烧虎骨末，水服方寸匕，瘥，日三服良。

旧笔头烧灰，主小便不通，极数而难，淋沥，阴肿，中恶，脱肛。笔取年久者，烧灰，调水服之。

大便不通。取猪、羊胆，以苇筒著胆，缚一头，纳下部入三寸，灌之入腹，立下。

治小便不通，膀胱热，白光散④。朴硝不以多少，研为末，每服二钱，瘥，温茴香酒调下，无时服。

阳明病，自汗者，若小便自利，此为津液内竭，虽不可攻之，当须自欲大便，宜蜜煎导以通之。取⑤蜜七合，

---

① 水：其后原衍"一"，据《政和本草》卷十五删。

② 二钱方寸瘥：疑有衍文或脱文，《政和本草》卷十六载本方龙骨末之量为"二方寸匕"。

③ 尿：原作"屎"，据《政和本草》卷十七改。

④ 白光散：《政和本草》卷三作"白花散"。

⑤ 取：此字底本残，据《政和本草》卷七补。

于铜器中微火煎可丸，捻作二①挺，如指许大，以纳谷道中，须臾必通。凡虚羸不能服药，欲通，悉用此法。

疗小便不通及胞转。桑螵蛸捣末，米饮调服方寸匕，日三服。

男子小便日数十次，如稠米泔，色亦白，心神恍惚，瘦瘁食减，以女劳得之。今服此桑螵蛸散，未②终一剂而愈。安神魂，定心志。

治健忘、小便数，补心气

桑螵蛸　远志　菖蒲　龙骨　人参　茯神　当归　龟甲_{醋炙}

以上各一两为末，夜卧，人参汤调下二钱。如无桑上者，即用余者，仍须以桑白皮佐之，量多少可也。盖桑白皮行水，意以接螵蛸就肾经，用桑螵蛸之意如此。

治小便不通。用蚯蚓杵，以冷水滤过，浓服半碗，立通。兼大解热疾，不知人事，欲死者，服之立效。

治谷道赤痛。熬杏仁，杵作膏，傅之良。

治老年小便不通，年逾九十，诸医不能治。有一老医亦年逾九十，用雄鸡一只□斤以上者，急取利刀破其腹，取出肠肚，遂裹于老人肾上，以布一幅紧缚定，须臾气通，小便利即愈。

治大小便不通。用连根葱一枝，带土不洗，以生姜一

---

① 二：《政和本草》卷二十作"一"。
② 未：原作"末"，据《政和本草》卷二十改。

块，淡豉二十粒，入盐一匙，同研极烂，捏作饼，烘热掩脐中，以帛扎定，良久气通，自下愈。

治大便难，幽门不通，上冲吸门①不开，噎塞不便，燥闭气不得下。治在幽门，以辛润之。

当归　升麻　桃仁泥,各一钱　生地黄五分　红花一分
熟地黄五分　甘草炙，一分

上㕮咀，作一贴，水二盏，煎八分，去滓，调槟榔末半钱，稍热服。

泄泻门

治气虚伤冷，暴作水泻，日夜三二十行，腹痛不止，夏月路行备急，朝真丹。硫黄二两，研令极细，枯白矾半两，同细研匀，水浸，蒸饼和丸，如梧桐子大，朱砂为衣。每十五丸至三十丸，温米饮、盐汤下。

四时暴泄，四肢冷，脐腹痛，温汤中坐，浸至腹上，频频作添汤，虽药无速于此。虚寒人始坐汤中必战，仍常令人伺守。

治暴泄痢。百草霜末，米饮调下二钱。

痢　门

赤白痢下，令人下部疼肿，故名重下，出浓血如鸡子白，日夜数十行，绞脐痛。治之黄连一升，酒五升，煮取一升半，分再服，当止绞痛。

① 吸门：会厌。

治暴赤白痢如鹅鸭肝者，痛不忍。黄连、黄芩各一两，以水二升，煎取一升①，分三服，热吃，冷即凝②矣。

治气痢泻，里急后重，神妙③。宣黄连一两，干姜半两，各为末，每用连二钱，姜半钱，和匀，空心服，酒下。

香连丸，亦主下痢。其法以宣黄连、南木香分两停同捣筛，白蜜丸如梧桐子大，空腹饮下二三十丸，日④再而神。其久冷人，即煨熟大蒜作丸。此方本出李绛《兵部手集方》，婴儿用之亦妙。

崔元亮《集验方》载敕赐姜茶治痢方。以生姜切如麻粒大，和细茶一两⑤碗，呷，任意，便瘥。若是热痢即留姜皮，冷即去皮，大妙。

治暴痢。小鲤鱼一枚烧为末，饮服之，大人、小儿俱服得。

鲫鱼，酿白矾烧灰，治肠风血痢。头烧灰疗嗽。

蚯蚓粪土，疗赤白久热痢。取无沙⑥者末一升，炒令烟尽，水⑦沃，取大半升，滤过粗粗，空腹服之。

治赤⑧白痢，下水谷，宿食不消者为寒，可疗。酸石

---

① 一升：原脱，据《政和本草》卷七补。

② 凝：原作"疑"，据《政和本草》卷七改。

③ 神妙：《政和本草》卷七作"神妙方"。

④ 日：原作"目"，据《政和本草》卷七改。

⑤ 两：其后原有"仝煎"，于义不通，《政和本草》卷八、《本草纲目》卷二十六皆无，据删。

⑥ 沙：原作"炒"，据《政和本草》卷二十二改。

⑦ 水：原作"米"，据《政和本草》卷二十二改。

⑧ 赤：原作"亦"，据文义改。

榴皮烧赤为末，服方寸匕。

治肠滑久痢，神效无比。以石榴一个劈破，烧炭火簇烧，令烟尽，急取出不令作白灰，用瓷碗盖一宿，出火毒，为末，用醋石榴一瓣，水一盏，煎服二钱，泻亦治。

治水痢。以十枚石榴半熟者，以水二升，煎取一升，和林檎空心食。

治赤痢，脐下痛。黑豆、茱萸二件，搓摩吞之，宜良。

治暴痢。捣蒜，两足下贴之。

棠毬子采之治痢疾，甚效。

治伤寒暴痢腹痛者。豉一升，薤白一握，切，以水三升，先煮薤，纳豉更煮，汤色黑去豉，分为二服。不瘥再服。

狗骨灰，主下痢，生肌，敷马疮。

崔元亮《海上方》著猪胰酒，疗冷痢久不^①瘥方，云此是脾气不足，暴冷入脾，舌上生疮，饮食无味，纵吃食下还吐，小腹雷鸣，时时心闷，干皮细起，膝胫^②酸疼，两耳绝声，四肢沉重，渐瘦劣，重成鬼气，及^③妇人血气不通，逆饭忧烦，常行无力，四肢不举，痃癖，两肋^④虚胀，变为水气，服之皆效验。此法出于《传尸方》。取猪胰一具，细切，与青蒿叶相和，以无灰酒一大升，微火温

---

① 不：原脱，据《政和本草》卷十八补。
② 膝胫：此2字底本残缺，据《政和本草》卷十八补。
③ 及：此字底本残缺，据《政和本草》卷十八补。
④ 肋：原作"筋"，据《政和本草》卷十八改。

之，乘热纳猪胰中，和蒿叶相共暖[1]，使消尽。又取桂心一小两，别捣为末，纳[2]酒中。每日平旦空腹取一小盏服之，午时、夜间各再一服，甚验。忌热面、油腻等食。

地榆，用共樗皮同疗赤白痢，更疗妇人月经不止及血崩，产前后血疾，并水泻赤白痢，浓煎止肠风。

鲫鱼肉煮粥，入盐、豉、葱、姜煮粳米粥，空心食之，效。老人常服妙。

醒酒门

治酒醉不醒。九月九日取真菊花末，饮服方寸匕。

治醉不醒。捣葛根汁，饮一二升便醒。

葛根蒸食之，消酒毒。其粉亦甚妙。

葛花并小豆花干末，服方寸匕，饮酒不醉[3]。

治断酒。取鸬鹚粪灰，水服方寸匕。

治酒便毒不止。槐花半两，半生半炒，山栀子去皮焙干一两，为末，每服二钱，新汲水送下。

诸物宜食门

鲟鱼，味甘，平，无毒。主益气补虚，令人肥健。生江中，背如龙，长一二丈。鼻上肉作脯名鹿头，一名鹿肉，补虚下气。子如小豆，食之肥美，杀腹内小虫。

粟，味咸，肾病宜食。又，利小便，宜脾胃。

---

① 暖：此字底本残缺，据《政和本草》卷十八补。
② 纳：原作"用"，据《政和本草》卷十八改。
③ 醉：原作"醒"，据《本草纲目》卷十八改。

桃，味酸，无毒。多食令人有热。

鲈鱼，益肝肾，补五脏，和肠胃，食之令①人不②发病，宜③张翰思之也。

糯米，味甘，脾之谷，脾病宜食，益气，止泄。

酱，无毒，杀一切鱼肉菜蔬蕈毒，并治蛇虫蜂虿等毒宜食。

陈廪④米，炊作干饭食之，止痢，补中益气，坚筋骨，通血脉，起阳道。又云：北人炊⑤之，于瓷瓮⑥中水浸令酸，食之暖五脏六腑之气。

甜瓜，暑月服之，永不中暑气，多食⑦未有不下利者。又云：多食至深秋作痢，为难治。

正月之节，食五辛以辟厉气，蒜⑧、葱、韭、薤、姜。

诸草有毒。瓜两蒂、两鼻害人。瓜瓠苦有毒。檐溜⑨滴著菜有毒。堇黄花有毒害人。芹赤叶害人⑩。菰⑪首蜜食下痢。生葱不得杂白犬肉，食之令人九窍流血。食戎葵并鸟肉，令人面无颜色。食葵发狂犬咬。食胡葱、青鱼令人

---

① 令：《政和本草》卷二十一作"宜"。
② 不：《政和本草》卷二十一作"不甚"。
③ 宜：《政和本草》卷二十一作"宜然"。
④ 廪（lǐn 凛）：米仓。陈廪米，即陈仓米。
⑤ 炊：原作"吹"，据《政和本草》卷二十五改。
⑥ 瓮：原脱，据《政和本草》卷二十五补。
⑦ 多食：原脱，据《本草衍义》卷十九补。
⑧ 蒜：其前原衍"韭"，据《政和本草》卷二十八删，以合五辛之数。
⑨ 檐溜：檐沟流水。
⑩ 人：此字底本残缺，据《政和本草》卷十一补。
⑪ 菰：此字底本残缺，据《政和本草》卷十一补。

腹生虫。薤不得和牛肉食，成瘕痃痼疾。生葱和鸡子食变嗽。蓼菜生食，令人气夺之，令阴痿。九月食霜下瓜，血必冬发。三月不得食陈菹①，夏热病发恶疮。瓠，牛践苗子必苦。

食马肉毋食肝，有毒，食之杀人，文成②食马肝而死。

羊心有孔者杀人，不可食。

羊肝不可合猪肉及梅子、小豆食之，伤人心③，大病人。

兔肉不可多食，久食弱阳，损元气，令人色痿。与姜食，令人心痛。

猪肉不可常食。白猪白蹄者，不可食也。

猪肾，补虚，升气，消积滞。冬月不可食，损人真气，兼发虚壅。

牛自死者，不可食。

苍耳合猪肉食，能害人，宜记而防之。

七月勿食生蜜，若人食，则暴下发霍乱。

诸肉有毒。兽歧尾杀人。羊心有孔杀人。马蹄夜目④，五月以后食之杀人。犬⑤悬蹄肉有毒杀人，不可食。米瓮中肉杀人。若肉中有星如米，杀人。羊脯三月以后有虫如

---

① 菹：原作"蒩"，据《政和本草》卷十一改。

② 文成：《史记·孝武本纪》载汉武帝拜方士少翁为文成将军，并谓其食马肝而死。

③ 心：其前原衍"羊"，据《政和本草》卷十七删。

④ 夜目：原作"后目"，据《政和本草》卷十八改。夜目，亦称"附蝉"，即马前腿内侧之腕枕及后腿内侧之跗枕，仅前腿内侧者较明显。

⑤ 犬：原作"大"，据《政和本草》卷十八改。

马尾，有毒，杀人。脯曝不燥，火烧不动，入腹不销，久置黍米瓮中，令人气闭。白马鞍下肉，食之损人五脏。马及鹿膳白不可食。乳酪及大酢和食，令人为血痢。驴、马、兔肉，妊娠不可食。乳酪煎鱼脍、瓜和食，立患霍乱。猪、牛肉和食，令人患寸白虫。诸肉煮熟不敛水，食之成瘕。食兔肉，食干姜，令人霍乱。市得野中脯，多有射罔毒。食诸肉过度，还饮肉汁即消，食脑即消。

二月食兔，伤神。

鸡具五色者，食之致狂。鸡肉和鱼肉汁，成心瘕。六指玄鸡，白头家鸡①，及鸡死足爪不②伸者，并害人。鸡子和葱，食之气短。鸡子白共鳖同食损人。鸡子共獭肉同食，成遁尸注，药不能治。鸡、兔同食成泄利。小儿五岁以下③，未断乳者，勿与鸡肉食。

家鸡合水鸡食，作游尸。又云：如小儿未断乳，食鸡④生蛔虫。

鸭卵不可合鳖食之。凡鸭肉合鳖食之害人。

鹧鸪能补五脏，益心力，聪明。此鸟不可与竹笋同食，令人小腹胀。自死者，不可食。

雉不宜常食，九月以后至十月以前食之则有补，他月则发五痔及诸疮疥。又，不与胡桃、菌蕈、木耳⑤之类同

---

① 白头家鸡：原作"白头豕"，《政和本草》卷十九作"白头家鸡"，按此专论食鸡之宜忌，不应言豕，据改。

② 不：原脱，据《政和本草》卷十九补。

③ 下：原脱，据《政和本草》卷十九补。

④ 食鸡：原脱，据《政和本草》卷十九补。

⑤ 耳：此字底本残，据《政和本草》卷十九补。

食，亦发痔疾，立下血，须禁之。与胡桃同①食，令人发头风，如在②船车内，发心痛。亦不与豉同食。自死足爪不伸③，食之杀人。

牡蛎，丈夫不宜服，令人无髭。

龟中黑色者，常啖蛇，不可食其壳，亦不堪用。

治天行病后，不可食鲤鱼，食之再发即死。

十二月勿食龟肉，损命，不可辄食，杀人。

藕实莲子食之宜蒸，生则胀人。其腹④中薏⑤令人吐，亦令人霍乱，食当去之。食莲子，忌地黄、蒜。

鲇鱼，今江浙多食之，不可与牛肝同食，令人患风多噎。涎，主三消。取生鱼涎，溲黄连末作丸，饭后乌梅煎饮下五七丸，渴便顿减。鳢⑥，四季不可食，又不可与野猪、野鸡肉同食，令人吐泻，患癞⑦。此物无鳞，有毒，虽主补益，勿多食。其赤目赤须者，并杀人也⑧。

鲫鱼不可合猪肝食，鱼子不可与猪肉同食。

鳝鱼腹下黄，世谓之黄鳝。此尤动风气，多食之令人

---

① 同：原作"固"，据《政和本草》卷十九改。

② 在：原作"此"，据《政和本草》卷十九改。

③ 不伸：原脱，据《政和本草》卷十九补。

④ 其腹：《政和本草》卷二十三作"腹"，属上句，义顺。

⑤ 薏：即莲子心。陆机《草木疏》云："莲青皮里白子为的，的中有青为薏，味甚苦，故里语云苦如薏是也。"

⑥ 主三消……鳢：此28字原脱，据《政和本草》卷二十补。

⑦ 患癞：《政和本草》卷二十谓鲍"不可与野鸡、野猪肉合食，令人患癞"，而非鳢鱼。

⑧ 此物无鳞……并杀人也：此23字《政和本草》卷二十作"鲇鱼、鳢大约相似，主诸补益。无鳞，有毒，勿多食。赤目赤须者，并杀人也"，可知"此物"乃鲇鱼，而非鳢鱼。

霍乱，此屡见之，明验也，不可不戒。京师有一[1]郎官食之，遂生霍乱吐痢，几至委顿[2]。广州府有一丈夫，经商数年不回，偶一日归，其妻整鳝鱼与夫食之，至半夜，其丈夫暴腹痛至死，其族人以为妻谋，告官问以谋夫之罪。偶有录囚官审为疑狱，集渔户讯之，曰：鳝鱼有二种，一种养于盆中，头向日而望北斗者，是鳝与蛇处而有毒，食之能杀人，不向日望斗者可食。官即以二种鳝以五味调治，与死囚食之，其食望斗者俱死，其食不望斗者生。其妻得以释。然则鳝鱼可以不食矣，记此以为嗜鳝者戒。

鲤鱼在砂石中者，毒多在脑中，不得食头。久服天门冬人不可食鲤鱼。

鲤鱼鲊不得和豆藿叶，食之成瘦。其鱼子，不得合猪肝食之。凡修理，可去脊上[3]两筋及黑血，毒故也。炙鲤鱼切忌烟，不得令熏着眼，损人眼光，三两日内必见验也。

鲚鱼发疥，不可食多。

黄鱼，平，有毒。发诸气病，不可多食。亦发疮疥，动风。不宜和荞麦同食，令人失音也。

鲟鱼，味虽美而发诸药毒。鲊，世人虽重，尤不益人，服丹石人不可食，令人少气。发一切疮疥，动风[4]气。

---

① 一：原残缺，据《政和本草》卷二十补。

② 委顿：原作“委倾”，据《政和本草》卷二十改。委顿，衰弱貌也。

③ 上：原作“去”，涉上文而误，据《政和本草》卷二十改。

④ 疥动风：此3字底本残缺，据《政和本草》卷二十补。

不与干笋同食，发瘫缓风。小儿不与食，结癥①瘕及嗽②。大人久食，令人卒心痛，并使人卒患腰痛。

诸鱼有毒者。鱼目有睫杀人。目得开合杀人。逆鳃杀人。脑中白连珠杀人。无鳃杀人。二目不同杀人。连鳞者杀人。白鳍杀人。腹下丹字杀人。鱼师③大者有毒，食之杀人。

鳖目陷者及合鸡子，食之杀人。不可合苋菜食之。其厌下有如王字形者，不可食之。

鳖头足不能缩及独目者，并大毒，不可食，食之杀人。

鳖目凹陷者煞人，不可食。

鳖腹下成五字，食之作瘕。鳖肉合④芥子，作恶疾。

鳖三足，谓之能，不可食也。

十二月勿食蟹，伤神。

苦⑤薏不可食，能令霍乱。

蟹，极动风，有风疾人不可食。屡见其事。

诸虫有毒，不可食者。鳖目白杀人。腹下有卜字及五字，不可食。颔下有骨如鳖，不利人。虾⑥煮白食之，腹

---

① 癥：原作"煅"，据《政和本草》卷二十改。
② 嗽：原作"软"，据《政和本草》卷二十改。
③ 鱼师：鱼名。《本草纲目》卷四十四载"陈藏器诸鱼注云：鱼师大者有毒，杀人。今无识者。但《唐韵》云：鰤，老鱼也。《山海经》云：历虢之水，有师鱼，食之杀人。其即此欤。"
④ 合：原脱，据《政和本草》卷二十一补。
⑤ 苦：原作"若"，据《政和本草》卷二十三改。
⑥ 虾：原作"煅"，据《政和本草》卷二十一改。

中生虫。蟹腹下有毛，两目相向，腹中有骨，不利人。鳖肉共鸡肉食，成瘕病也。和生枣食之①，令人满，气胀，作寒热。

虾无须及煮色白者，不可食。

四月勿食蛇肉，害人。

桃，味辛，主肝病，宜食。

梨多食则动脾，少则不及病，用梨之意须当斟酌。惟病酒烦渴人，食之甚佳，终不能却疾。

李，味酸，无毒，主除痼热，调中。黄帝云：李不可和蜜食，食之损人五脏。又云：多食令人虚热。

杏，不用多食，令人目②昏。又云：服杏仁者，往往二③三年或泻或脐中出物④，皆不可治。

牛肉不得和黍米、白酒食之，必生寸白虫。

黍米合葵菜食之成痼。

荞麦合牛、猪肉食之成风癞。

陈廪米和马肉食之发痼疾。

糯米，寒，使人多睡，发风动气，不可多食。

糯米不可与酒共食，醉难醒。

白豆，味咸，肾之谷，肾病宜食，煞鬼气。

苋菜，食动气，令人烦闷，冷中损腹⑤。又不可与鳖

---

① 之：此字底本残缺，据《政和本草》卷二十一补。
② 目：原作"日"，据《政和本草》卷二十三改。
③ 二：原作"三"，据《政和本草》卷二十三改。
④ 物：原作"肠"，据《政和本草》卷二十三改。
⑤ 腹：原作"服"，据《政和本草》卷二十七改。

肉同食。

芥菜合兔肉食之成恶疮。

九月勿食被霜瓜，食之令人成久胃病。

患脚气人勿食甜瓜，其患久不除。又，五月甜瓜沉水者杀人。又，多食发黄疸病，动冷疾，令①人虚赢②，解药力。两蒂者杀人。

正月勿多食生葱，食之发面上游风。若烧葱和蜜食，杀人。

霜韭冻③，不可生食，动宿饮，令人必吐水出。五月勿食，损人滋味，令人乏气力。

凡蟹未经霜者，多毒，不可食。

甜瓠，患腰脚肿气及虚肿者食之，永不瘥，切戒。

蒜合青鱼鲊食之，令人腹内生疮，腹④中肿，又成疝瘕⑤。多食蒜伤肝气，令人面无颜色。四八月勿食生蒜，伤人神，损胆气。又，多食，白发早。

茄子，味甘，寒。久冷人不可多食，损人动气，发疮及痼疾。一名落苏，处处有之。

赤白豆合鱼鲊食之，成消渴。小豆酱合鱼鲊食之，成口疮。

诸米酒有毒。酒浆照人无影，不可饮。酒不可合乳饮

---

① 令：原脱，据《政和本草》卷二十七补。
② 赢：原作"嬴"，据《政和本草》卷二十七改。
③ 冻：原作"炼"，据《备急千金要方》卷二十六改。
④ 腹：《政和本草》卷二十九作"肠"。
⑤ 瘕：原作"疲"，据《政和本草》卷二十九改。

之，令^①人气结。白酒食牛^②肉，令腹内生虫。酒后^③不得卧黍穰^④、食猪肉，令人患大风。凡酒忌诸甜物。空腹饮酒，醉必患吐逆。

服丹砂人饮酒，即头痛、吐、热。

服丹石人，胸背急闷热者，可以大豆一升，熬令汗出，簸去灰尘，投一升酒中久时，顿服之，少顷即汗出，瘥。朝朝服之，去一切风。妇人产后诸风，亦可服之。

凡服食丹砂、北庭、石亭脂、钟乳石、诸矾石、生姜，并不可长久以酒下，遂引石药气入四肢，化^⑤为痈疽。

黍米，性寒，有小毒，不堪久服，昏五脏，令人好睡。又，不可与小儿食之，不能行。

鹿，食草多名物良草、解毒草。名草者，葛花菜、鹿葱、白药苗、白蒿、水芹、甘草、齐头蒿、山苍耳、荠苨。又，五月勿食鹿，伤神。鹿肉不宜常食。服药人久食鹿肉，药不得力，以鹿食解毒之草，故食鹿肉减去药力。

十月勿食椒，食之损气伤心，令人多忘。

凡鹿、虎被药箭射杀者，不可用入药，盖药毒浸渍^⑥骨血间，尤能伤人也。

八月、九月食姜，至春多眼患，损寿，减筋力。服楮实者，辄为骨软疾。

---

① 令：原作"合"，据《政和本草》卷二十五改。
② 牛：此字底本残缺，据《政和本草》卷二十五补。
③ 后：此字底本残缺，据《政和本草》卷二十五补。
④ 穰：《政和本草》卷二十五作"穣"。
⑤ 化：其前《政和本草》卷二十五有"滞血"。
⑥ 渍：原作"情"，据《政和本草》卷十七改。

诸鸟有毒。凡鸟自死目不闭①者勿食。鸭目白者杀人。鸟三足四距杀人。鸟六指不可食。鸟死足不伸，不可食。白鸟玄头，玄鸟白首，不可食。鸟卵有八字②不可食。

戒误服药门

唐韩愈云：太学博士李干，遇信安人方士柳贲，能烧水银为不死药。以铅满一鼎，按中为空，实以水银，盖封四际，烧为丹砂，服之下血。比四年，病益急，乃死。余不知服食说自何世起，杀人不可计，而世慕尚之益至，此其或③也。在文书所记，及耳闻传者不说。今直取目见，亲与之讲，而以药败者六七公，以为世诚。工部尚书归登自说：既服水银得病，若有烧铁杖，自巅贯其下，摧而为火，射窍节以出，狂痛号呼，乞绝。其茵席得水银，发疽④止，唾血，十数年以毙。殿中御史李虚中，疽发其背死。刑部尚书李逊谓余曰：我谓⑤药误。遂死。刑部侍郎李建，一旦无病死。工部尚书孟简邀我于万州，屏人曰：我得秘药，不可独不死，今⑥遗⑦子一器，可用枣肉为丸服

---

① 闭：原作"开"，据《政和本草》卷十九改。

② 字：原作"子"，据《政和本草》卷十九改。

③ 或：通"惑"。《广韵·德韵》："或，疑也。"下文"今或者"之"或"亦如是。

④ 疽：《政和本草》卷四、《故太学博士李君墓志铭》皆作"且"。

⑤ 谓：通"为"，表原因。《列子·力命》："亦不以众人之观易其情貌，亦不谓众人之不观不易其情貌。"

⑥ 死今：此 2 字底本残缺，据《政和本草》卷四及《故太学博士李君墓志铭》补。

⑦ 遗（wèi 魏）：送，《广雅·释诂四》："遗，送也。"

之。以二①年而病。后②有人至，讯之，曰：前所服药误，方且下之，下则平矣。病二岁卒。东川节度御史大夫卢坦③，溺血，内④痛不可忍，乞死。金吾将军李道古，以柳贲得罪，食贲药，五十死海上。此可为诫者也。蕲⑤不死，乃速得死，谓之智，可不可也？五谷三牲，盐醯⑥果蔬，人所常御，人相厚勉，必曰强食。今或者皆曰五谷令人夭，当务减节，临死乃悔。呜呼，哀也已！今有水银烧成丹砂，医人不晓，研为药衣，或入药中，岂不违误，可不谨哉！

五味门

豉，食中之常用。春夏天气不和，蒸炒以酒浸服之，至佳。依康伯法，先以醋酒溲蒸曝燥，以麻油和，又蒸曝之，凡三过，乃末椒、干姜屑合和以进食，胜今作油豉也。

陕府豉汁，甚胜如常豉。以大豆为黄蒸⑦，每一斗加盐四升，椒四两，春三日，夏两日，冬五日，即成。半

---

① 以二：《政和本草》卷四、《故太学博士李君墓志铭》皆作"别一"。

② 后：原作"狗"，据《政和本草》卷四改。

③ 卢坦：原作"卢垣"，《政和本草》卷四作"卢坦"，因《旧唐书》有卢坦列传，当以卢坦为是，据改。下同。

④ 内：《政和本草》卷四、《故太学博士李君墓志铭》皆作"肉"。

⑤ 蕲（qí 齐）：通"祈"，祈求。《吕氏春秋·振乱》："所以蕲有道，行有义者，为其赏也。"

⑥ 醯（xī 西）：原作"醢"，据《政和本草》卷四、《故太学博士李君墓志铭》改。醯，醋。

⑦ 黄蒸：用米、麦等制成的发酵剂。

熟，生姜加五两。既洁且精，胜埋于马粪中。黄蒸，以好新豉心代之。

醋酒为用，无所不入，逾久逾良，亦谓之醯①，以有苦②味，俗呼为苦酒。丹家又加余物，谓为华池③佐味，但不可多食之，损人肌脏。

醋有数种，此言米醋。若④蜜醋、麦醋、曲醋、桃⑤醋、葡萄、大枣、蘡薁⑥等诸杂果醋及糟糠等醋，会意⑦者亦极酸烈，止可啖之，不可入药也。

醋，破血运，除癥块坚积⑧，消食，杀恶毒，破结气，心中酸水，痰饮。多食损筋骨。然药中用之，当取二三年米醋良。苏云：葡萄、大枣皆堪作醋。缘渠是荆楚人，土地俭⑨啬，果败⑩犹取以酿醋，糟醋犹不入药，况于果乎？

醋，酒糟为之，乞邻者是此物⑪。然有米醋，麦醋、枣醋。米醋最酽，入药多用，谷气全也，故胜糟醋⑫。产

---

① 醯：原作"醯"，据《政和本草》卷二十六改。
② 苦：此字底本残缺，据《政和本草》卷二十六补。
③ 华池：指口，《太平御览》卷三六七引《养生经》："口为华池。"
④ 若：原作"苦"，据《政和本草》卷二十六改。
⑤ 桃：原作"挑"，据《政和本草》卷二十六改。
⑥ 蘡薁（yīng yù 英玉）：又称野葡萄，果可酿酒。
⑦ 会意：合意，中意。
⑧ 积：原作"稍"，据《政和本草》卷二十六改。
⑨ 俭：原作"检"，据《政和本草》卷二十六改。
⑩ 败：原作"贩"，据《政和本草》卷二十六改。
⑪ 乞邻者是此物："乞邻"出《论语·公冶长》，是篇云："孰谓微生高直？或乞醯焉，乞诸其邻而与之。"此句意即《论语》是篇所言"醯"为酒糟所酿之醋。
⑫ 糟醋：原作"醋糟"，据《政和本草》卷二十六乙转。

妇房中常得醋气则为佳①，醋②益血也。磨雄黄涂蜂虿，亦取其收而不散也。今人食醋则齿软，谓其水生木，水气弱，木气盛，故如是。造靴皮须得此而纹皱，故知其性收敛，不负酸收之说。

人食醋多，损腰肌脏。又云：米醋功用同醋，多食不益男人，损人颜色。

醋多食，损人胃，消诸毒气。

醋，不可多食。不可与蛤肉同食，相反。江外人多为米醋，北人多为糟醋。发诸药，不可同食。

治好食生茶。用椒末不限多少以糊丸，如梧桐子大，茶下十丸。

干③姜法。秋取姜根，以水淹三日，去皮，又置流水十六日，更刮去皮，然④后曝之令干，酿于瓮中，三日乃成也。

做酱法。先将黄豆不拘多少煮熟，待冷，用干面拌匀，又将麦稿盖过，待起黄衣，揭开晒十日或半月，临下时，每酱黄十斤用盐四斤，水二十斤，晒熟用。

热天腌肉法。每猪肉一斤，用炒过盐一两小心揉匀，取在缸内，次一日取出，将醋油于温水内洗过，晒干，置风处阴一日，用火熏，又露一宵，明日复晒干，如前熏露，其味甚佳。

---

① 佳：原脱，据《政和本草》卷二十六补。

② 醋：《政和本草》卷二十六作"酸"。

③ 干：其前《政和本草》卷八有"凡作"。

④ 然：原作"照"，据《政和本草》卷八改。

鲊肉法。每猪肉一斤，用盐一两炒过，将肉皮锅内灿健①，切如棋子块，又将盐兼莳茴②、川椒和匀，酒药少许，以糯米饭摊冷拌匀，收坛内，泥封，待三四月取用。

造酱油方。用黄豆一斗煮熟，以面二三升拌匀，盦出黄③，晒干，揉去面不用，但用豆。黄一斤，盐□升，水四斤，晒至熟，用瓷器收贮，不必熬熟，久则上有白花亦无妨，后再加盐一斤，水三斤，晒取第二油。亦可用余豆滓磨烂，止有可酱菜。用红豆尤佳。

做酥饼方。灰面、猪脂油、白糖、花椒。

甜酱方。生豆一斗煮熟成二斗之数，用细面四斗，先将豆揉碎，方才入面拌匀，沃三日，翻过，再沃四日，晒干磨碎，豆黄秤定斤两，每黄三斤，用盐一斤，水二斤，搅匀晒之。

造酱方法。仲夏卜火日④，大黄豆一斗，用面二十斤，鸡栖时入锅中煮，着水不可大多滚，微火炼至明早，极熟为度，取出和干面，以手揉烂，分作二，分次第入大盆中，以面作活，以布盖之，令男子足踏实，照后用刀割之如砖大，先取门扇或桌子放在无风处，麦稿厚铺，谷树叶覆之，至七日翻动竖起作一堆，仍盖麦稿，又七日，则生青黄色矣。觉天晴，去稿，阴一日，号记两面，轮晒十日

---

① 灿健：疑为"油煎"之误。

② 莳（shí 时）茴：小茴香。

③ 盦（àn 按）出黄：又称"罨（yǎn 掩）黄"，将制酱原料盖封，培育出黄色菌丝。已经罨黄的半制品，名"黄蒸"或"酱黄"。盦，覆盖。

④ 卜火日：卜，选择；火日，丙日，《春秋左传注疏》卷四十八："丙是火日，午是火位。"

或二七，以极干为度，去谷叶并黄，舂为细粉。每黄一斗，盐五斤，用井水调入缸内，每黄三斗，水二担。三日后，每清晨用匙搅之，大晴晒七□□□日，掠出面上酱油，另用小缸，晒又一□□，天晴则二七，然后入缸内封贮。

收酱油方。用清油少许，倾锅内煮滚，后入酱油和煮，先用川椒末少许入罐内，候酱油滚，收入罐，炒盐一勺盖面，冷一二日泥封。

造豆豉。用大黄豆煮熟，面拌，摊席上放冷，用楮叶盖，候黄衣，晒干，别取瓜茄片，每一斤，用净盐一两，入生姜、橘皮、紫苏、莳萝、小椒、甘草，切碎，同拌一宿，次日将簸去黄，纳入瓮内，取元汁拌匀入瓶筑实，纸泥密封，晒半月后出，略蒸，气透，再，可收贮。

诸米门

粟米，味咸，微寒，无毒，主养肾气，去胃脾中热，益气。陈者，味苦，主胃热消渴，利小便。

江东所种及西①间皆是②，其粒细于粱米，熟舂令白，亦③以当白粱呼为白粱粟。陈者谓经三五年者，或呼为籼，以作粉，尤解烦闷，服食家亦将食之。

粟米，陈者止痢，甚压丹石热。颗粒小者是，今人间

---

① 西：原作"酉"，据《政和本草》卷二十五改。
② 江东……皆是：此9字《本草纲目》卷二十三作"江南西间所种皆是"。
③ 亦：原作"赤"，据《政和本草》卷二十五改。

多不识耳。其粱米粒粗大，随色别之。南方多畬^①田种之，极易舂^②，粒细，香美^③，少虚怯，只为灰中种^④之，又不锄治故也。得北田种之，若不锄之，即草盛而苗死；锄之，即难舂。都由^⑤土地使然耳。但取好地，肥瘦得所由，熟犁，又细锄，即得滑实^⑥。

粟米粉解诸毒，主卒得鬼打^⑦，末搅服之。亦主热腹痛、鼻衄，并水煮服之。粳、粟总堪为粉，粟强。浸米至败者损人。

粟米泔，主霍乱。新研米，清水和滤取汁服，亦主转筋入腹。胃冷者不宜多食。酸泔，洗皮肤疮疥，服主五野鸡病及消渴。下淀酸者^⑧，杀虫及恶疮，和楞皮煎服，主痔痢。楞皮一名武目^⑨树。

糗^⑩，一名麨^⑪，昌少切^⑫，味酸，寒。和水服之，解烦热，止泄，实大肠，压石热，止渴。河东人以麦为之，

---

① 畬（shē 奢）：此字底本残缺，据《政和本草》卷二十五补。畬田，刀耕火种的田地。

② 舂：原作"椿"，据《政和本草》卷二十五改。

③ 美：原作"米"，据《政和本草》卷二十五改。

④ 为灰中种：此4字底本残缺，据《政和本草》卷二十五补。

⑤ 由：原作"田"，据《政和本草》卷二十五改。

⑥ 实：原作"宝"，据《政和本草》卷二十五改。

⑦ 鬼打：古人将某些不明原因的病证归咎于鬼打。《政和本草》卷十三载铁槌柄，谓其"主鬼打及强鬼排突人致恶者"。

⑧ 下淀酸者：原作"下严酸者"，据《政和本草》卷二十五改。言粟米泔沉淀物变酸。

⑨ 目：原作"自"，据《政和本草》卷二十五改。

⑩ 糗（qiǔ）：炒熟的米、麦等干粮。

⑪ 麨（chǎo 炒）：原作"面"，据《政和本草》卷二十五改。

⑫ 昌少切：此3字为"麨"之反切注音。

粗者为干糗粮，东人以粳米为之，炒干磨成也。

粳粟米，五谷中最硬，得浆水即易化解。小麦虚热。

火稻宜人，温中益气，补下元。烧之去芒，春^①春米食之，即不发病耳。又云：仓粳米，炊作干饭食之，止痢。又，补中益气，坚筋，通血脉，起阳道。北人炒之，瓮中水浸令酸，食之利五脏六腑气。久陈者蒸作饭，和醋封毒肿，立瘥。又，研服之，去卒心痛。曰粳米汁，主心痛，止渴，断热毒痢。若常食干饭，令人热中，唇口干。不可和苍耳食之，令人卒心痛，即急烧仓米灰，和蜜浆服之，不尔即死。不可与马肉同食之，发痼疾。

粳米，白晚米为第一，早熟米不及也。平和五脏，补益胃气，其功莫速。然稍生则复不益脾，过熟则佳。

青粱米壳穗有毛，粒青，米亦微青，而细于黄、白粱也。谷粒似青稞^②而少异。夏月食之，极为清凉。但以味短色恶，不如黄、白粱，故人少种之。此谷早熟而收少也。实肠，青白胜余米^③。

黍米，味甘，温，无毒。主益气补中，多热，令人烦。即荆州及江北皆种此。其苗如芦而异于粟，粒亦大。粟而多是秫，今人又呼秫粟为黍，非也。北人作黍饭，方药酿黍米酒，则皆用秫黍也。又有稷米与黍米相似，而粒殊大，食不宜人，言发宿病。

---

① 春：原涉下文而作"春"，据《政和本草》卷二十五改。

② 稞：原作"粳"，据《政和本草》卷二十五改。

③ 实肠……余米：此7字《政和本草》卷二十五作"作饧，清白胜余米"，于义为顺。

唐本注云：黍有数种，已备注前条，今此通论丹黑黍米耳，亦不似①芦，虽是粟而非粟也。穄即稷也。

白粱穗大，多毛且长。诸粱都相似，而白粱壳粗扁长，不似粟圆也。米亦白而大，食之香，米为黄粱之亚矣。陶云竹根即乃黄粱，非白粱也。然粱虽粟类，细论则别，谓作粟餐，殊乖的称也。

黄粱米，味甘，平，无毒。主益气和中，止泄。

粃米，味平，通肠开胃，下气，磨积块。制作糗食，延年不饥，充滑虚体，可以颐养。昔陈平食糠而肥②。粃米，即米上细糠也。

茭米，生湖泊之中，性微寒，无毒，古人以为美馔，做饭亦脆涩。

菵米，味甘，无毒，主利肠胃，久食不饥，去热，益人，可为饭。生水田中，苗子似小麦而小，四月熟。

禾稻米，味甘，软，其气甜香可爱，有红白二种。又有一类红长者，三粒仅一寸许，比它谷晚收，开胃益中，滑涩补精，但人不常食，亦不多种也。

陈廪米，味咸、酸，温，无毒，主下气，除烦渴③，调胃，止泄。又云：廪米有粳有粟，诸家并不说何米。然二米陈者性冷，频食令人自利。

---

① 似：原作"以"，据《政和本草》卷二十五改。

② 陈平食糠而肥：《史记·陈丞相世家》："平为人长美色。人或谓陈平曰：贫何食而肥若是？其嫂嫉平之不视家生产，曰：亦食糠核耳。有叔如此，不如无有。"

③ 除烦渴：原作"降烦汤"，据《政和本草》卷二十六改。

稄米，味甘，无毒，益气补不①足。又云：冷，治热，发冷病气，解瓠毒。以其早熟，又香可爱，因以供祭。然味淡，诸谷之中此为下。苗种者，惟以防荒年耳。

诸酒门

紫苏子酒，治角弓风。姜酒，主偏风中恶②。桑椹酒，补五脏，明耳目。葱豉酒，解烦热，补虚劳。蜜酒，疗风疹。地黄、牛膝、虎骨、仙灵脾、通草、大豆、牛蒡、枸杞等，皆可酿作酒，在别方。蒲桃子酿酒，益气调中，耐饥强志，取藤汁酿酒亦佳。狗肉汁酿酒，大补，即戊戌酒也。

酒。《吕氏春秋》曰：仪狄造酒。《战国策》曰：帝女仪狄造酒，进之于禹。然本草中已著酒名，非仪狄明矣。又读《素问》首言以妄为常、以酒为浆，如此则酒自黄帝始，非仪狄也。古方用酒，有醇酒、春酒、社坛余胙酒、糟下酒、白酒、清酒、好酒、美酒、葡萄酒③、秫黍酒、粳酒、蜜酒、有灰酒、新熟④无⑤灰酒、地黄酒。今有糯酒、煮酒、小豆⑥曲酒、香药曲酒、鹿头酒、羔儿等酒。今江浙湖南北又以糯米粉入众药，和合为曲，曰饼子酒。至于官务中，亦用四夷酒，更别中国不可取以为法。今医

---

① 不：原作"下"，据《政和本草》卷二十六改。
② 中恶：此2字底本残缺，据《政和本草》卷二十五补。
③ 酒：原脱，据《政和本草》卷二十五补。
④ 熟：原作"热"，据《政和本草》卷二十五改。
⑤ 无：其前原衍"有"，据《政和本草》卷二十五删。
⑥ 小豆：其后原衍"酒"，据《政和本草》卷二十五删。

家所用酒，正宜斟酌。但饮家惟取其味，不顾入药如何耳。然久之未见不作疾者，盖此物损益兼行，可不慎欤？汉赐丞相上樽酒，糯为上，稷为中，粟为下者。今入药佐使，专以糯米，用清水、白面曲①所造为正。古人造曲，未见入诸药合和，如此则功力和厚，皆胜余酒。今人又以麦蘖造者，盖止是醴耳，非酒也。《书》曰：若作酒醴，尔为曲蘖②。酒则须用曲，醴③故用蘖。盖酒与醴，其气味甚相远，治疗岂不殊也。

熬鸡屎如豆淋酒法作④，名曰紫酒。卒不语口偏者，服之甚效。

糟下酒，暖，开胃下食，暖水脏，温肠胃，消宿食，御风寒，杀一切蔬菜毒。多食微毒。

甜糟，味咸，温，无毒。主温中，冷气，消食，杀腥，去草菜毒，藏物不败，糅物皆软，润皮肤，调腑脏。三岁以下有酒，以物承之，堪磨风瘙，止呕哕，煎煮鱼菜。取腊月酒糟，以黄衣和粥成之。

昔三人晨行触雾，一人健，一人病，一人死。健者饮酒，病者食粥，死者空腹。此酒势辟恶，胜于作食。

苏子酒方。紫苏子二升微炒，研，清酒二斗，上以生绢袋兜盛，扎定，纳⑤于酒中，浸三宿，少少饮之。《日华

---

① 曲：原脱，据《政和本草》卷二十五补。
② 若作酒醴，尔为曲蘖：语出《尚书·说命》。
③ 醴：原作"醋"，据《政和本草》卷二十五改。
④ 作：原作"件"，据《政和本草》卷二十五改。
⑤ 纳：原作"绸"，据《扶寿精方》卷上改。

子》云：苏子，调中，益五脏，下气，补虚，肥健人，润心肺，消痰气。最宜五十以后之人也。

菊花酒 又曰长生酒。

菊花真黄者，五升　生地黄五升　枸杞根五升，即地骨皮

上三味都捣碎，以水一石，煮出五斗，细面拌匀，入瓮内密封，候熟，澄清滤过，每服一二盏。最宜老人。东坡云：菊，黄中之色，香味和正，花叶根实皆可长生也。

造曲方。用细好麦一斗，井水新汲一桶淘净，晒极干，当日磨为细末，将淘麦水澄清和曲，每麸一升，分作三块，用麻叶包，悬风道凉处，七十日可用。每米一斗，用曲三块或一斤半。

造白曲法 头伏①日、五月五日、六月六日、七月七日造用。

当归　荆芥　防风　甘草　官桂　蓼末　杏仁　白芷

上为末，每用八两，同面一斗和匀作丸，铺秆草上，仍用草盖，候有青白孛，换新草，铺草候白孛全，去草收圭，逐旋开圭，勿冷汗出，三七日盛筐筐中挂启，日曝夜露。每糯米一斗，用曲一两半。

造细曲酒方。糯白米或软黄米一斗，滚烫烧浆，春夏二三日，秋冬四五日，蒸饭或煮糊，各用清浆和好面曲一斤半，白曲二三丸，用布盖覆候熟，夏闭三日，春秋闭一

① 头伏：初伏，夏至后的第三个庚日。

七，冬闭二七日，熟。

造白酒法。糯米一斗，隔夜用冷水浸，次日蒸熟，用井花水淋下白酒曲五①，稠②匀拍在缸边，中间留空，得有浆，是为白酒。若洗以烧酒一坛，即蜜淋漓③酒。

羊羔酒，和殷方④。米一石，如常浸浆，肥羊肉七斤，曲十四两，将肉切四方块烂煮，杏仁一斤同煮。留汁七斗，拌饭曲⑤，加木⑥香一两，同酝，毋犯水。十日熟，味极甘消清⑦。

救荒门

左元亮荒年法。择大豆粗细调匀，必生⑧熟按之令有光，暖气彻豆心⑨内，先不⑩食一日，以冷水顿服讫。其鱼肉菜果，不得复经口。渴即饮水，慎不可暖饮。初小困，十数日后，体力壮健，不复思食。

黑小豆炒热，以枣肉同捣之为麨⑪，代粮。

---

① 五：其下疑有脱文。

② 稠：通"调"。《庄子·天下》："其于宗也，可谓稠适而上遂矣。"

③ 漓：原作"瀹"，因蜜淋漓酒为古之酒名，明·顾起元《客座赘语》谓"扬州之蜜淋漓酒……品在下中"，据改。

④ 和殷方：《寿亲养老新书》卷三作"宣和化成殿方"。

⑤ 曲：原作"面"，据《寿亲养老新书》卷三改。

⑥ 木：原作"水"，据《寿亲养老新书》卷三改。

⑦ 味极甘消清：疑误，《寿亲养老新书》卷三作"味极甘滑"。

⑧ 生：范宁《博物志校证》疑其后脱"煮"。

⑨ 心：原作"则"，据《博物志》卷五改。

⑩ 不：原作"下"，据《博物志》卷五改。

⑪ 麨（chǎo 炒）：米、麦等炒熟后磨粉制成的干粮。

若遇荒年，谷贵，无尽以充粮，应须药济命者。粳米一升，酒三升渍之，出，曝干之。又渍酒次出，稍食之，渴饮，辟三十日，足一斗二升，辟周年。

千金麨　此辟谷救荒方。

蜜二斤　白面六斤　香油二斤　茯苓四两　甘草二两　生姜四两，去皮　干姜炮，二两

为细末，拌匀搅为块，甑内蒸熟，阴干为末。每服一匙，冷水调下，可待百日。其麨于绢袋盛之，可留十年。

又方　生服。

松柏叶　茯苓　骨碎补　杏仁　甘草

上捣罗为末，取生叶蘸水滚药末同服，药①美。

荒年法。青粱米，以纯苦酒一斗渍之，三日出，百蒸百曝，好裹藏之。远行一餐，十日不饥。重餐，四百九十日不饥。

辟谷方

永宁二年二月十七日，黄门侍郎刘景先表言：臣过太白山，隐士传此方。臣闻京师米粮大贵，宜以此济之，令人不饥，耳目聪明，颜色光泽。如有诳言，臣一家受刑戮。四季用。

黑豆五升，洗净后蒸三遍，晒干，去皮。又用大火麻子三升，汤浸一宿，漉出晒干，胶水拌晒，去皮，淘净，

---

① 药：《农政全书》卷四十五作"香"。

蒸三遍，碓①捣，次下豆黄，共为细末。用糯米粥合和成圆如拳大，入甑蒸，从夜至子，自丑至寅，取出，瓷器内盛盖，不令风干。每用三块，但饱为度，不得食一切别物。第一顿七日不饥，第二顿七七日不饥，第三顿三百日不饥，容貌佳胜，更不憔悴。渴即研②火麻子浆饮，更滋润脏腑。若用重吃物，用葵子三合杵碎，煎汤饮，开导胃脘，以待冲和，无损。此方勒石汉阳军别山太平兴国寺。

绝粮方

黑豆四升炒，去皮　火麻子四升煮，捣为末

每服一合，水调下，日进三服，十日可断谷。冬夏不令寒热。

妙灵丹

食柏叶百草，常饱不饥，避难，绝食法。

杜仲一斤去皮，醋浸一宿，焙干，捣罗为细末　荆芥穗一斤捣罗为细末　白茯苓一斤去皮　甘草一斤去皮　薄荷叶半斤

上为细末，炼蜜为丸，小指大，将柏叶洗净，和药同入口内，细嚼食为妙。

知命丹

木香　白茯苓　赤石脂　乳香　水银黑锡与水银同结子，炒，器内另研细　朱砂　雄黄　密陀僧以上各一钱　黄蜡六钱松脂三钱

上九味都为细末，将松脂、黄蜡熔开为丸，可重一

---

① 碓（duì 对）：春捣。

② 研：原涉下文而作"饮"，据《遵生八笺》"饮馔服食笺下"改。

钱。如服药时，饱吃糯米粥一顿后，用乳香汤下一丸，至五七日，又服一丸至二丸。用枣七个，头一日都服七枚，每日或尽枣①，永不饥。已发渴，饮水。

咒水法

唵霹雳大公奉敕摄。

望太阳取气一口，吹在水中，饮水咒之，绝食后，心清意静，内想不出，外想不入。昔日有传方太医严仲山，自癸巳年七月初三日游避唐州，危难无食至死险矣。服此药，全家绝食四十九日，得保身安，复旧如初。

---

① 每日或尽枣：《医方类聚》卷一百九十七引《医林方》作"每日减一个，减尽枣"，于义为顺。

卷之四

妇人门

妇人崩中，女子月候伤过。用小蓟捣汁半升服之。

青黛①，乃蓝为之。有一妇人患脐腹上下连下阴遍满生湿疮，状如马瓜疮，他处并无，热痒而痛，大小便涩，出黄汁，食亦减，身面微肿。医作恶疮治，用鳗鲡鱼、松脂、黄丹之类药涂疮，愈热，痛甚。治不用②，故如此。问之，此人嗜酒贪啖，喜鱼蟹发风等物。急令用温水洗拭去膏药等，以马齿苋四两烂研，入青黛一两，再研匀，涂敷疮上，即时热减，痛痒皆去。仍服八正散，日三服，分散客热。每涂药，得一时久，药已干燥，又再涂新湿药。凡如此，二日减三分之一，五日减三分之二，自此二十日愈。而问曰：此疮何缘至此？曰：中下焦蓄风热毒气，若不出，当作肠痈内痔，仍③常须禁酒及发风物。然不④能禁酒，后果然患内痔。

治妇人血癖痛。大黄三两捣筛，以酒二升煮十沸，顿服。

妇人月水滞涩不快通，结成瘕块，肋胀大欲死。用马

---

① 青黛：此 2 字底本残缺，据《政和本草》卷九补。
② 用：《政和本草》卷九作"对"。
③ 仍：原作"似"，据《政和本草》卷九改。
④ 不：原作"下"，据《政和本草》卷九改。

鞭草根、苗五斤，剉细，水五斗煎至一斗，去滓，别立净器中，熬成膏。每食前，盐酒调下半匙。

妇人崩中，带下。用鸡冠子入药，妙用。

治妇人血瘕痛。用古秤锤或大斧或铁杵，以炭火烧赤，纳酒中三升以来，稍稍饮之。

治妇人崩中。用百草霜二钱，狗胆汁一处拌匀，分作两服，以当归汤调下。

正月雨水，夫妻各饮一杯，还房，当时有子，神效也。

妇人血结，腹坚痛。牛膝一大把并叶，不拘多少，酒煮，饮立愈。

妇人带下赤白色。益母草花开时采捣为末，每服二钱，食前温酒调下。

治妇人崩中下血，昼夜不止。芎䓖八两，清酒五升，煎取二升半，分三服。不耐者，徐徐进之。

治妇人血风攻脑，头旋闷绝忽死，忽倒地不知人事者。用喝起草取其嫩心，不限多少，阴干为末。以常酒服一钱，不拘时候，其功大效。服之多连脑，盖善通项门。今苍耳是也。

妇人月经不匀。用茅根煎服，通血脉。

治妇人漏下赤白不止，令人黄瘦虚弱。以地榆三两细剉，米醋一升，煮十余沸，去滓，食后稍热服一合。亦治吐血。

带下十二病。一曰多赤，二曰多白，三曰月水不通，四曰阴蚀，五曰子脏坚，六曰子门僻，七曰合阴阳患痛，八曰小腹寒痛，九曰子门闭，十曰子宫冷，十一曰梦与鬼交，十二曰五脏不定。用俱地榆叶作饮代茶，甚解热。

治妇人不曾生产，血气，脏腑疼不可忍，及治丈夫元气、小肠气撮①痛者，并宜服二圣丸。干漆一两为末，湿漆一两，先将湿漆入铫子内，熬如一食饭间以来住火，与干漆末一处杵，和丸如半皂子大。每服一丸，温酒吞下，无时服。如元气、小肠、膀胱气痛，牙关紧，但斡开牙关，温酒化一丸灌下，必安。怕漆人不可服。

治女人经血不行及诸癥瘕等病，室女万痕丸。干漆一两为粗末，炒令烟尽，牛膝末一两，以生地黄汁一升入银石器内熬，俟②可丸，丸如梧子大。每服一丸，加至三五丸，酒饮下，以通利为度。

崩中漏下青黄赤白，使人无子。好墨末一钱匕服。

治月经不通。饮人乳汁三合，调酒下。

治妇人淋。取自爪甲烧灰，水调服。亦治尿血。

常③有妪人患滞冷，积年不瘥。徐嗣伯为诊曰：此尸疰④也，当以死人枕煮服之乃愈。于是往古冢中取枕，枕已一边腐缺，妪服之即瘥⑤。

妇人无故尿血。龙骨一两，以酒调方寸匕，空心，日三服。

---

① 撮：原作"最"，据《政和本草》卷十二改。

② 俟：原作"似"，据《政和本草》卷四改。

③ 常：通"尝"。《荀子·天论》："夫日月之有蚀，风雨之不时，怪星之党见，是无世而不常有之。"

④ 疰：原作"寸"，据《政和本草》卷十五改。

⑤ 常有……即瘥：此条原并于上文"治妇人淋"中，今依文义而别出。

妇人梦与鬼交者。鹿角末①三指一撮，和清酒服，即出鬼精。

鹿角，主安胎，下气，杀鬼精，可用浸酒服。

黄牛角䚡用火烧为黑灰，微存性，治妇人血崩，大便血及治痢。

治妇人赤白带下久不止。用狗头烧灰为细散，每日空心及食前，温酒调下一钱匕服。

河南②太守刘勋女病左足疮痒，华佗视之，以绳系犬③后足，不得行，断犬腹取胆，向疮口，须臾有虫若蛇从疮上出，长三尺，病愈。

女子阴中苦痒，搔之痛闷。取猪肝炙，纳阴中，当有虫著肝出。

胎产门

疗子死腹中不出。用朱砂一两，以水煮数沸，末之，然后取酒服之，立出。

妊娠不得小便。滑石末水和如泥，敷脐下二寸。

妇人始觉有妊，养胎转女为男。以雄黄一两，络囊盛带之。

治逆生。以盐涂儿足底。又可急爪搔之，并以盐摩产

---

① 末：原作"木"，据《政和本草》卷十七改。
② 河南：《三国志》卷二十九裴松之注中引《华佗别传》作"河内"。
③ 犬：原作"大"，据《三国志》卷二十九裴松之注中所引《华佗别传》改。

妇腹上。用小①针儿足心，后用盐涂，儿惧疼回足。

治妊娠心腹痛不可忍。以一斤盐烧令赤，以三指取一撮，酒服，瘥。

妊娠卒腰背痛如折。银一两，水三升，煎取二升，饮之。

胞衣不出。烧铁杵令赤，投酒饮之，或秤锤亦可。

妊娠遭时疫热病，令子不堕。伏龙肝水和涂脐，干又涂之，以酒调亦妙。

治妊娠得时疫病，令胎不伤，取井底泥敷下。

产后血刺，心痛欲死。取焊②猪汤一盏，温服之。

妊娠月未足而欲产。取梁上尘、灶突煤二味合方寸匕，酒服。

产后胎衣不下。取灶突后黑土末，服三指撮，暖水③及酒服之。天未明时取，至验也。

卒胎动不安或腰痛，胎转抢心，下血不止。菖蒲根汁三升服之。

妊娠下血如月信通，恐胎漏。干地黄、干姜等分为末，用酒调方寸匕。

治横生。菟丝子为末，酒调下一钱匕，米饮调下亦可。

产后血不下。益母草捣绞汁，每服一小盏，入酒一

① 小：其下疑脱"针"。

② 焊（xún 寻）：原作"浔"，据《政和本草》卷五改。焊，以汤沃毛令脱。

③ 水：原作"小"，据《政和本草》卷五改。

合，温搅匀服。

女子因热病，胎死腹中。捣益母草并苗捣，暖水和，绞取汁，顿服，良效。

治产后中风语涩，四肢拘急。羌活二两为末，每服五钱，水、酒各半盏煎，去滓，温服。

治横生不可出。车前子末，酒服三钱匕。

治妇人住经三个月，验胎法。川芎生为末，空心，浓煎艾汤下一匙头。腹内微动者，是有胎也。

难产碍胎在腹中，如已见儿，并胞衣不出，胎死。蒺藜子、贝母各四两，为末，米汤下一匙。如行四五里不下，再服。

治产后心闷，手足烦热，厌厌气欲绝，血晕，心头乍寒乍热不禁①。续断皮一握，剉，以水三升，煎取一升，分三服，温服。如人行三二②里，再服。无所忌。此药救产后垂死。

治产后阴下脱。蛇床子绢袋盛，蒸熨之。亦治阴户痛。

治妇人百病，诸虚不足

当归四两　地黄二两

上为末，蜜和丸如梧子大，食前米饮下十五丸。

治产经数日不出，或子死腹中，母欲死。以瞿麦煮浓

---

① 心头……不禁：此8字《政和本草》卷七作"心头硬，乍寒乍热，憎寒忍不禁"。

② 三二：原作"一一"，据《政和本草》卷七改。

汁服之。

妊娠月未足，似欲产，腹中痛。用肥知母去毛为末，蜜丸如梧桐子大，不计时候，粥饮下二十丸。凡使①知母，先于槐砧上细剉，焙干，木臼杵，勿令犯铁器。

贝母，主难产，作末服之，兼治胞衣不出，取七枚末，酒下。

治血晕绝不识人，烦闷者。新鲜红花一两，无灰酒半斤，童子小便半斤，煮取一大盏，去滓，候冷，顿服之。用新汲水煮之亦良。

治产后晕绝。半夏一两捣为末，冷水和丸如大豆，纳塞鼻孔中即愈。

治产后恶血冲心，或②胎衣不下，腹中血块等。用锦③纹大黄一两，杵罗为末，用头醋半升同熬成膏，丸如梧桐子大。患者用温醋七分盏化五丸，服之良久下。亦治马坠内损。

治妊娠尿血。用阿胶炒令黄燥，为散，每食以粥饮调下三匕。

妊娠无故卒下血不止。取阿胶三两，炙，捣末，酒一升半，煎令一升服。

疗烦闷腹疼，血不尽。鹿角烧末，豉汁服方寸匕，日二服，渐加至三钱匕。

治产后余血攻心，或下血不止，心闷，面青，身冷，

① 使：原作"便"，据《政和本草》卷八改。
② 或：原作"成"，据《政和本草》卷十改。
③ 锦：原残作"帛"，据《政和本草》卷十补正。

卷之四

一七五

气欲绝。新羊血一盏饮之，三①两服妙。

治产后大虚，羸瘦无力，腹内②冷气不调，又脑中风，汗自出。白羊肉一斤煮热切，如常③和醃④醋食之。

疗产后寒热，心闷极胀百病。羖羊骨烧末，酒服方寸匕，未愈再服。

张仲景治寒疝，用生姜羊肉汤，无不验。有一妇人产当寒月，寒气入产门，脐下胀满，手不敢犯，此寒疝也。医时治之以抵当汤⑤，谓其有瘀血。尝教之曰：非其治也，可服张仲景羊肉汤，少减水。二服即愈。

狗肾，主妇人产后成劳如疟者。妇人用猪肾体冷，犬⑥肾为宜。

产室以虎鼻悬户上，令生男。

胎孕九个月，将产消息⑦。用猪肚一⑧个，依常法著葱、五味，煮熟食之，食不尽再食，不与他人食。

新产妇可取乌雌鸡一只，理如食法，和五味炒熟香，即投二升酒中，封口经宿，取食之，令人肥白。又，和乌油麻二升，熬令黄香，末之入酒，酒尽极效。

---

① 三：原作"二"，据《政和本草》十七改。

② 腹内：《政和本草》卷十七作"腹肚痛"。

③ 常：《政和本草》卷十七作"常法调"。

④ 醃（yān 烟）：同"腌"。据文义，疑为"酽"之误。

⑤ 汤：原作"归"，据《政和本草》卷十七改。

⑥ 犬：原作"大"，据文义改。

⑦ 消息：征兆，端倪。《淮南子·缪称训》："故君子日孳孳以成辉，小人日怏怏以至辱，其消息也，离朱弗能见也。"

⑧ 一：此字底本残缺，据《政和本草》卷十八补。

卒腹痛，安胎。乌鸡肝二具切过，酒五合，服令尽。姚①云：肝勿令入水中。

妊娠下血不止，名曰漏胎。鸡肝细切，以酒一升和服。

产后小便不禁。以鸡屎烧灰，空心，酒服方寸匕。

治小儿生十余月后，母又有妊，令儿精神不爽，身体痿瘁，名为魃病。用伏翼烧为灰，细研，以粥饮调下半钱，日四五服。若炙令香熟，嚼之哺儿，亦效。

妇人始觉有孕，要转女为男。取弓弩一枚，绫袋盛，带妇人左臂。

妊娠欲得男，觉有孕，未满月，以弓弩弦为带，缚腰中，满三月解却，转女为男，此秘法也。

治妊娠难产，令易方。水吞槐子七②枚，即出。

妊娠因夫所动，困绝。以竹沥饮一升，立愈。

产后血气，暴虚汗出。淡竹沥三合，微暖服之③，须臾再服。

安胎，取竹沥服之。

妊娠八月九月，若堕④或牛马惊伤，得心痛。青竹茹五两切，以酒一升，煮取五合，顿服。若不瘥，再取服之。

治妇人临产利。栀子不限多少，烧灰细末，空心，热

---

① 姚：姚僧垣（499－583），字法卫，南北朝时北周医家。
② 七：原作"士"，据《政和本草》卷十二改。
③ 微暖服之：原脱，据《政和本草》卷十三补。
④ 堕：《政和本草》卷十三作"堕树"。

水调一匙服。甚者，不过三服。

难产。墨一寸，末服之，立瘥。

治产后血晕，心闷，气欲绝。以丈夫小便浓磨墨，服一升。

难产。吞皂角子二枚，立瘥。

治产后痢。没石子一个，烧为末，和酒服方寸匕。冷即酒服，热即饮下。

疗伤胎血结心腹痛。取童子小便，日服二升，瘥。

人溺，须童子佳。产后温一杯饮，压下血恶物。有饮过七日者，血脏寒□□恐☒①。

妊娠卒下血。以酒煮胶二两，消尽，顿服。即是鹿角胶也。

产后下痢，腰腹疼痛。野鸡一只，作馄饨食之。

崩中漏下青黄赤白，使人无子。露蜂房末三指撮，酒调服之，大神效。

治妇人漏下五色，羸瘦者。烧鳖甲令黄色，末，清酒服之方寸匕，日二服。

蚕退，治妇人血风，此则眠起时所蜕皮是也。其蚕退纸，谓之蚕连，亦烧灰用之，治妇人血露。

鳗鲡鱼，治妇人带下百病，一切风者。

歙州头蝮蛇，背有五色纹者是也②。

---

① 有饮……□□恐☒：《政和本草》卷十五作"有饮过七日者，过多，恐久远血脏寒"。

② 歙州……是也：此13字疑有误，《政和本草》卷二十一谓鳗鲡鱼"其江海中难得五色者，出歙州溪泽潭中，头似蝮蛇，背有五色文者是也"。

治室女月经不通。用鼠屎一两烧灰，研，空心温酒调下半钱。

治妇人心疼，血气刺不可忍。五灵脂净好者、蒲黄等分为末，每服二钱，用好醋一勺熬成膏，入水一盏，同煎至七分，热服，立效。

治妇人阴肿瘙痒。以杵桃仁敷之。

治女子血脉不通。用桃树根东生者，取一握炙干，浓煎一大盏，服之瘥。妇人赤白带下，同治。

妇人中风，口噤，舌本缩。用芥子一升，细研，以醋二升，煎取一升，用敷额①颊下，立效。

治妇人漏血。鸡苏茎叶煎取汁饮之。

治妇人败血。以七月采老鸦眼睛草根与子入醋②，细研服。

女人阴中生疮，如虫咬疼痛者。可生捣桃叶，绵裹纳阴中，日三四易，瘥。

取杏核、杏仁烧令烟尽，研如泥，绵裹安女阴内，治虫疽。

马齿苋，治赤白带下多用之。崔元亮《海上方》著其法云：不问老、稚、孕妇悉可服。取马齿苋捣绞汁三大合，和鸡子白一枚，先温令热，乃下苋汁，微温，取顿饮之。不过，再作则愈。

狗骨煎汤煮粥热补，令妇人有子。

---

① 额：《政和本草》卷二十七作"颔"，义胜。
② 醋：原涉下文而作"研"，据《政和本草》卷三十改。

锁①匙治妇人血噤冲恶失音，以生姜、小便煎服。弱房人煎汤亦得。

白芷能蚀脓，今人用治带下，肠有败脓，淋露不已，腥秽殊甚，遂至脐腹更增冷痛。盖为败脓血所致。卒无已期，须以此排脓。

单叶红蜀葵根二两　白芷一两　芍药根白者　白矾各半两

矾烧枯别研，余为末，同以蜡丸如梧桐子大。空心及饭前，米饮下十五丸。俟脓尽，仍别以他药补之。

治妊娠小便数不禁。桑螵蛸②十二枚，捣为散③，分作两服，米饮下。

疗妊娠时行伤寒。鲫鱼一头烧作灰，酒服方寸匕，汗出瘥。

鲤鱼肉，主安胎，胎动，妊娠身肿，煮羹，熟后去鳞食。妊娠胎不安，用绢裹鲤鱼和鳞煮羹，熟后去鳞食。赤鲤鱼鳞亦入药，唐方多用治产妇腹痛，烧灰，酒调服之。兼治气血④，杂诸药用之。生产不下，煮汤催之。

治妇人始觉妊娠，转女为男法。取原蚕屎一枚，井花水服之，日三服。

倒产难生。原蚕子烧末，饮服三钱。

治妊娠四五月忽腹绞痛。以枣十四枚烧令焦，为末，以小便一钟调服。

---

① 锁：《政和本草》卷四作"钥"。
② 蛸：原脱，据文义补。
③ 捣为散：原脱，据《政和本草》卷二十补。
④ 气血：《政和本草》卷二十作"血气"。

治产不顺，手足先见者。蛇蜕皮烧作灰，研，向东酒服一钱匕，更以药末敷，手足即顺也。

治产后血气上冲心成血晕。穿山甲一两，童子小①便浸一宿，取出，拌土炒令黄色，去土为末，每服一钱，热酒调下，非时服之。

针线袋，主妇人产后肠中痒不可忍。以袋安所卧褥下②，无令知之。

治产后遍身如粟粒，热如火者。以桃仁研，腊月猪脂调敷身上，易愈。

治产后脱肠不收。用油五斤炼熟③，以盆盛后温却，令产妇坐油盆中，约一顿饭④久。用皂角炙令脆，去粗皮为末⑤，少许吹入鼻中，令作嚏，立瘥，功⑥效。

治产后风虚，五缓六急，手足顽痹，头旋眼眩，血气不调。大豆一升，炒令熟热，投三升酒中⑦，密封，随性饮之。

催产。以铁器烧红，淬酒饮之，即分解产下。

治产后有血，心烦，腹痛。清酒一升，生地黄汁和煎滚，分三服。

治妊娠欲去胎。以麦芽二两，水一盏半，煎至一盏，

---

① 小：此字底本残缺，据《政和本草》卷二十二补。
② 下：此字底本残缺，据《政和本草》卷二十二补。
③ 熟：原作"热"，据《政和本草》卷二十四改。
④ 饭：原作"饮"，据《政和本草》卷二十四改。
⑤ 末：原涉上文而作"皮"，据《政和本草》卷二十四改。
⑥ 功：《政和本草》卷二十四作"神"。
⑦ 中：原作"钟"，据《政和本草》卷二十五改。

分三服。

治妊娠得病去胎方。麦芽一升，和蜜一升，服之即下，神效。

华佗安胎，豉汁服之妙。

治产后气血晕。取好酒、醋热煎，稍含之即愈。

治妊娠忽下黄水如胶或如小豆汁。秫米、黄芪各一两，细剉，以水七升，煎取三升，分三服。

妊娠坐①月，若伤寒壮热，赤斑变为黑斑，溺血。以葱一把，水二升，煮令熟，热服之，取汗，食葱令尽。

白蜡，使，味甘，平，无毒。主妊娠妇人胎动，漏下血不绝，欲死。以蜡如鸡子大，煎溶三五沸，美酒半斤投之，服即瘥。

治产后血晕，筑心眼倒，风缩欲死者。取干荆芥穗，捣筛，每用末二钱匕，童子小便一酒盏调，热服，立效。口噤者挑齿，闭者灌鼻中，皆效。近世名医用之，无不如神。产后中风，眼反②折，四肢搐搦，下药可立待效。如圣散。荆芥穗子为末，酒服二钱匕，效。

《千金方》桃仁煎，疗妇人产后百病，诸气。取桃仁一千二百枚，去双仁尖、皮，熬捣令极细，以清酒一斗研如硬糊，以极细为佳，入瓷瓶中密封，重汤煮一时，每用温酒调服一匙，一日二次。

治妇人盘肠产出在外。用醋将口喷产妇面上，三五次

---

① 坐：《政和本草》卷二十八作"七"。
② 反：原作"及"，据《政和本草》卷二十八改。

即收上去。又方，用蓖麻子捣膏作□□□，贴在产妇头顶心上，亦即上，急去之。

白　带

治妇人白带　以理气为主。带者，气之有余，丹溪云痰也。

半夏　苏叶　甘草　厚朴　益智仁　台乌　香附米茯苓　陈皮　灯心

上各等分，姜二片煎服。

加味二陈汤　治白带，化痰升气。

半夏　陈皮　茯苓　甘草　白术　苍术　升麻　益智香附米

上各等分，姜三片，枣一枚，水煎服。

调胃汤　治带下。

人参　苍术　白术　川朴　茯苓　台乌　半夏　砂仁草果　益智　陈皮　香附　甘草

上各等分，生姜三片，枣一枚，煎服。

凉血固真汤　调经不止渐成崩漏，目昏，腰疼①，手②足烦热。

当归七分　川芎五分　芍药七分　生地黄一钱　熟地黄一钱　续断五分　柴胡七分　丹参五分　白术七分　荆芥穗五分酒黄柏五分　条黄芩一钱二分，生用　香附米童便炒，七分

---

① 疼：此字底本残缺，据《摄生众妙方》卷十补。
② 手：此字底本残缺，据《摄生众妙方》卷十补。

上剉，作一贴，水煎服。

治月水久闭

用蚕沙四两，炒半黄色，就入无灰酒一壶，于锅内煎滚过，取起，以瓷器盛之，去滓，每空心温服一盏即通。

治妇人胎寒久不生产方

胡椒　杏仁　核桃仁　蜂蜜各四两

上捣烂，用瓷瓶一个，以纸封固，用绳系紧，用竹筒一个插封瓶纸中间，以通其气，放瓶①于锅中，滚烫中煮一饭时，熟为度，取起。每日清晨用热酒服三茶匙，睡一觉起，久服如火热，自然有胎。

血崩不止方

用杏仁上皮烧存性，为末，每服三钱，空心热酒下。

又方

用白矾枯过为末，面糊丸如豌豆大，每服一丸，酒下。

又方

用草鞋鼻头一双，取三寸，又用箬②叶包乱发，俱烧灰存性，用酒煎服，即苏而血亦止。

又方

香附醋炒黑，一两　莲蓬壳烧灰，五钱　五灵脂五钱　败棕烧灰，五钱

上为细末，醋糊丸，米汤送下七丸或十丸，血止。

---

① 瓶：原作"屏"，据《摄生众妙方》卷十改。
② 箬（ruò 若）：竹之一种。

枇杷叶丸 治妇人血崩，经事或前或后，能令有子，极效。

枇杷叶二斤，去毛，蜜炙 枸杞子半斤 山药二斤 山茱萸净末，半斤 吴茱萸一两

上为末，炼蜜丸如梧桐子大，每空心清米汤下，冬春酒下，随意。

产后血晕迷方

用陈荆芥穗灯焰上燎焦黑，存性，为末，童便兼酒调下，极效。

治妇人吹乳久不愈方。用头垢为丸，朱砂为衣，如芡实，人食后茶清送下一丸。

又，乳硬方。用贝母、白芷各一两为末，每服二钱，白汤调下，立效。

治血崩方

香附童便浸，冬七、夏三日 旧棕履底用其旧者洗净，烧灰存性 地肤子即落帚，干者炒用。如无，生苗嫩捣尤佳

上三味各等分，热酒调服，或加荷叶蒂烧灰同煎酒服，或调服。大抵此病原于心，不可骤止。

立效散 治产后血不止，极效。

当归 莲花心 红花 茅花 白绵子烧存性

上各一两，剉如豆大，用白纸裹定，泥固，炭火煅灰存性，为细末，温酒调服。如干血气，研血竭为引；血崩，加麝香为引。俱酒服。

白芷散 止血多，产后用。

白芷—两，炒　海螵蛸二两，烧灰　胎发一团烧灰

上为细末，每服二钱，温酒调下。血崩亦效。

乳　门

治乳石发动烦闷及诸风热。用朴硝炼成者半两，细研如粉，每服以蜜水调下一钱匕，日三四服。

妒乳，梁上尘醋和涂之。亦治阴肿。

乳痈。捣生地黄汁敷之，热即易之，无不效。

妇人勒乳痛成痈。益母草为末，水调涂乳上一宿，自瘥。生，捣烂用之亦得。

子①，下乳汁。及②治痈肿，栝楼根苦酒中熬燥，捣筛之，苦酒和，涂纸上摊贴。

下乳汁。栝蒌子淘洗控干，炒令香热，瓦上搨③令白色为末，酒调下一二④，合面卧少时。

治乳无汁。栝蒌根烧灰，米饮服方寸匕。又方，以栝蒌末井花水服方寸匕，一日二服，夜流出。

下乳汁。土瓜根为末，酒服一钱，一日三服。土瓜，即黄瓜也。

下乳汁。取京三棱三个，以水二碗，煎取一碗，洗奶，取汁为度，极妙。

---

①　子：按《政和本草》卷八，指栝楼子。

②　及：《政和本草》卷八作“又”。按其后所论治乳痈者为栝楼根，而非其前之栝楼子，故当以表并列关系之“又”为是。

③　搨（dá 达）：打。《玉篇·手部》：“搨，手打也。”

④　一二：其后疑有脱文。《政和本草》卷八作“一匕”。

治妒乳、乳痈。取白丁香捣末，水调方寸匕服。

治乳无汁。鬼箭五两，水六升，煮取四升，一服八合，日三。亦可作灰，水服方寸匕，大效。

治乳痈。取人牙齿烧灰细研，酥调，贴痈上。

产乳肿。以马溺涂之，立愈。

治发乳房初起微赤，不急治之即杀人。取鹿角以水磨浓涂，灸三里二穴、竹马二穴。

妇人无乳汁。取牛鼻作羹，空心食之，不过三两日，有汁下无限。若中年壮盛者①良。

狗四蹄煮饮之，下乳汁。

妇人乳无汁。以猪蹄四肢②，治如食法，以水二斗③，煮取一斗，去蹄。土瓜根、通草、漏芦各三两，以汁煮取六升，去滓。内④葱白、豉如常，著少米煮作稀葱豉汁⑤食之。食了，或身体微热，有少汗出，佳。乳未下，更三剂，大验。

野猪膏炼令精细，以一匙和酒一盏服，日三服，令妇人多乳，服十日可供二⑥四孩子。

下乳汁。烧鲤鱼头，研为末，酒调下一钱匕。

治乳无汁。死鼠头烧作末，以酒服方寸匕，勿令妇人知。

---

① 者：其后《政和本草》卷十七有"食之"。

② 肢：疑误。《政和本草》卷十八作"枚"。

③ 斗：原作"十"，据《政和本草》卷十八改。

④ 内：原作"肉"，据《政和本草》卷十八改。

⑤ 汁：《政和本草》卷十八作"粥"。

⑥ 二：《政和本草》卷十八作"三"。

下乳汁。以鼠作羹粥与食，勿令妇人知。

治吹奶疼痛不可忍。用穿山甲同土炒黄，去土，木[1]通各一两，自然铜半两，生用。三味捣罗为散，每服二钱，温酒调下，不计时候。

主妇人乳痈不消。用白面半斤炒令黄色，醋煮为糊，涂于乳上即消。

治产后子宫不收。用石灰煎水滤过澄清，以□□倾出，熏熏后浸洗，以软绢揩干，要轻轻手揩，后用龙骨、滑石、牡蛎三味为末，极细绢筛过，掺掩上，以手托进，上床合脚而睡，吃益母草酒一钟，少行多肿[2]，七日全安。

女人孕子门

蛇床子炒　山茱萸肉去核，取净肉晒干。各四两，净末

上酒煮山药粉糊为丸，每空心酒下七十五丸，或盐汤、米汤亦可。

益母草去根土，一斤，净末。此味五月五日午时采，阴干

上为细末，蜜水煮糊为丸，每日空心酒下一百丸，一日服[3]。此丸第一生子有效，其余经水不调匀，俱服此极效。

香附米童便浸，醋煮七次，刮下一斤半，取净末

上为细末，醋煮米糊为丸，每日用当归酒下一百丸，一日服三次，俱空心下。

---

① 木：原涉上文而作"去"，据《政和本草》卷二十二改。
② 肿：疑为"睡"之误。
③ 服：其前疑有脱文。

三方极效，不可以其轻浅而忽之。

加味四物汤调经生子

当归一钱　熟地黄一钱　川芎一钱　白芍药一钱　黄芩一钱，酒炒　白术八分　真阿胶七分，蛤粉炒　玄胡索炒，研末，一钱　桑寄生真者，五分　甘草炙，七分

上作一贴，用水一钟，姜三片煎，空心服。

灸穴法

胞门穴，在脐下三寸，关元穴左边二寸，与关元穴平。灸三七壮，年至四十灸添。

子户穴，在脐下三寸，关元穴右边二寸，与关元穴平。灸三七壮，年多四十多灸十壮。

气海穴，在脐下一寸半。灸三十壮。

关元穴，在脐下三寸。灸三十壮。

阴廉穴，在脐下六寸半，点定中心，分开两傍，左右各开四寸，是阴廉穴。灸三壮，即有孕。年大身冷，灸九壮。

泉门穴，在脐下六寸半横纹毛际，当阴上。灸九壮，三报即有子。

以上穴法在为夫者仔细详究点法，要仔细自己点灸真穴，即有子。此穴诸书不载，乃佛藏经中孙真人秘法也。彭用光年老医多，未有此法穴载书，近偶于佛书中见，故时详之，以便于天下后世也。

彭氏思济堂原有阴骘方与寡欲节色方，宜考之。一方，正月十五日夫妇共盗富家局会所灯盏于卧床下，当月

有妊，所谓正月十五日灯盏令人有子。夫妻共偷，勿令人知。

小儿门

小儿初生六日，温肠胃，壮血气方。炼成朱砂如大豆，细研，以蜜一枣大热调，以绵搵①之，令小儿吮之，一日令尽。

治小儿未满一月惊著，似中风欲死者。用朱砂以新汲水浓磨汁，涂五心上，立瘥，最有神效。

治小儿脐中汁不止并赤肿。用矾烧灰，细研，敷之。

治小儿舌②上疮，饮乳不得。以白矾和鸡子置醋中，涂儿足底，二七即愈。

治小儿风疹不止。白矾十二分，暖热酒投化，用马尾搵酒涂之。

治小儿目睛上白膜。白矾一分，以水四合，熟铜器中煎取半合，下少白蜜调之，以绵滤过，每日三度，点一芥子大。

初生小儿产下，有皮膜如胞③中膜裹舌，或遍舌根。可以指刺破令血出，烧矾灰细研敷之，半绿豆许。若不指④去，儿必哑。生下即括⑤去之。

---

① 搵（wèn 问）：浸没。《说文解字·手部》："搵，没也。"
② 舌：原作"食"，据《政和本草》卷三改。
③ 胞：《政和本草》卷三作"榴"，于义为顺。
④ 指：《政和本草》卷三作"摘"，义胜。
⑤ 括（guā 瓜）：搜寻。《新唐书·文艺传》："（萧颖士）奉使括遗书赵卫间。"

小儿赤游，行于体上，下至心即死。以芒硝纳汤中，取浓汁以拭丹上。

小儿痘疮未成脓。研芒硝，用猪胆汁和，涂疮上，立效。

小儿重舌。马牙硝涂舌下，日三度。

小儿鹅口。细研马牙硝，于舌上掺之，日三五度。

治小儿脐中汁出不止，兼赤肿。以白石脂熬，温扑脐中，日三，良。

小儿初生未满月，多啼则致脐中血出。以白石脂细末贴之即愈。未愈，微微炒过再贴，仍不得剥揭。

小儿撮口。盐、豉脐上灸之。

小儿误吞针。用磁石如枣核大，磨令光，钻作窍，丝穿，令口含之，针自出。误吞钱，亦以磁石枣许大一块含之，立出。

疗痘疮瘢，面黡①。以密陀僧细研，水调，夜涂之，明旦洗去，平复矣。

小儿因痢肛门脱。以铁精粉纳之。

小儿脐疮，重舌，及尿②灰疮，丹毒从脐中起。伏龙肝是年深灶下黄土，研为末，以屋漏水和如糊，敷患处，干即再敷，以瘥为度，用新汲水调亦得。赤游证至心即死，及灰疮，俱用鸡子白调涂，干即易。重舌，醋和涂舌下。

治小儿牙宣，常有鲜血不止，龈臭烂。雌①黄一钱，麝香五分，同研细，先用纸条子以生油涂之，后掺药末在上，少用末，剪作小片棋子大，看大小用，擦在烂动处。

小儿疟病。黄丹两钱匕，以蜜水调和与服，冷即以酒和服之良。

小儿腹胀。胡粉盐熬色变，以摩腹上，兼治腹皮青。若不理，须臾死。

小儿耳后月蚀疮。胡粉水和涂之。又方，黄连末敷之。

小儿脐风疮历年不瘥。东壁土敷之。

小儿头疮。梁上尘和油，取瓶下滓，以皂荚汤洗后涂上。

头疮及诸热疮。先用醋少许和水，净洗去痂，再用温水洗里②干，百草霜细研，入腻粉少许，生油调涂，立愈。

小儿初生，未可与朱、蜜，取甘草一指节长炙碎，以水三合，煮取一合，以缠绵点儿口中，可得一③蚬壳止，而当快④吐胸中恶汁，此后待儿饥渴，更与之。若两服并不吐，尽一合止，得吐恶汁⑤，儿智慧无病。

---

① 雌：《政和本草》卷五作"砒"。

② 里：《政和本草》卷五作"裛"。裛（yì义），通"浥"，沾湿。义胜。

③ 一：此字底本残缺，据《政和本草》卷六补。

④ 快：原作"扶"，据《政和本草》卷六改。

⑤ 汁：原作"叶"，据《政和本草》卷六改。

小儿羸瘦惙惙①。甘草二两炙焦，杵为末，蜜丸如绿豆大，每温水下五丸。

小儿头疮及女人面疮，菟丝汤洗。

小儿疳痢，痔疾。以益母草叶煮粥食之，取汁饮之亦妙。

新生小儿浴法。益母草五两到，水一斗，煎十沸，温浴，不生疮疥。

小儿斑疮及痘疮，心燥，眠卧不安。用川升麻一味，不计多少，细到，水一盏，煎去滓，取汁，以绵霑②汁洗拭疮盘上。

小儿尿血。蜀升麻五分，水五合，煎取一合，去滓，一岁儿一日服尽。

治小儿丹热。蓝淀敷，热即瘥。

小儿吐血不止。以黄连一两，去须，捣为散，每服一钱，水七分，入豉二十粒，同煎至五分，去滓温服，量儿大小加减进。

《备急》治③小儿蠼螋疮，绕身匝即死。以蒺藜子并叶敷之。无叶，子亦可。

治小儿吐血不止。蒲黄细研，每服半钱，用生地黄汁调下，量小儿加减用之。

---

① 惙惙（chuò 辍）：原作"㑇㑇"，据《政和本草》卷六改。惙惙，微弱貌也。

② 霑：浸润。《诗·小雅·信南山》："既沾既足，生我百谷。"

③ 备急治：原作"治备急"，据文义乙转。《备急》，今人高文柱《外台秘要方校注》疑其为唐代王方庆所撰《随身左右百发百中备急方》，十卷，今佚。

治小儿癣疮。杵蛇床末，和猪脂涂之。

治小儿咳嗽。生姜四两，煎汤沐浴。

治小儿身热。苦参汤浴儿，良。

治小儿多患胎寒，好啼，昼夜不止，因此成痫。当归末一小豆大，以乳汁灌之，日夜三四度服，瘥。

治小儿蛔虫痔疾。瞿麦煎汤服。

治小儿身热。白芷煮汤浴，避风。

治婴儿、童子患疹痘疾。用紫草一两细剉，以百沸汤一大盏泡，便以物合定，勿令气漏，放如人体温^①，量儿大小，服半合至一合，服此疮即出，亦当轻减。

治小儿夜啼。前胡捣筛如小豆，日服一丸，热水下，至五六丸，以瘥为度。

治小儿气癖。取三棱汁作羹粥，米面为之，与奶母食。每日取一枣大，与小儿吃亦得。治小儿十岁已^②下及新生百日，无问痫热无辜、疳^③癖等，皆理之^④，秘妙不可具言。

治小儿疳痢羸瘦毛焦方。用青黛。

歌曰：

孩儿杂病变成疳，不问强羸女与男。

恰似脊^⑤傍多变动，还如瘦疾困骶骶。

---

① 温：原作"实"，据《政和本草》卷八改。
② 已：此字底本残缺，据《政和本草》卷九补。
③ 疳：《政和本草》卷九作"疳"，义胜。
④ 之：此字底本残缺，据《政和本草》卷九补。
⑤ 脊：原作"眷"，据《政和本草》卷九改。

又歌曰：

烦热毛焦鼻口干，皮肤枯槁四肢瘫。

腹中时时更下痢，青黄赤白总一般。

眼涩面黄鼻孔①赤，谷道开张不欲看。

忽然泻下成痄涎，又却浓涕一团团。

唇焦呕逆不乳哺，壮热增寒恒不安。

腹中有病须医药，何须祈祷信神盘。

此方便是青黛散，孩儿百病服即安。

治小儿赤游，行于体上下，至心即死。水中苔捣末，傅上良。

治小儿遍身疮疱。以茅香、桃叶同煎汤浴之。茅香即香薷是也。

疗小儿无辜闪癖，瘰疬，或头干②窘，或乍痢乍瘥，诸状多者，皆大黄煎主之。大黄九两，锦纹新实者，若微朽即不中用，削去粗皮乃③秤，捣为散。以上④好米醋三升和之，置铜碗中，于大铛中浮汤上⑤，炭火煮之，火不用猛，常以竹篦搅药后乃停⑥，于小瓷器中丸如梧子大，藏于瓦器中。若儿三岁，服七丸，日再服，当⑦以下青赤脓为度。若不下脓，或下脓少者，稍稍加丸。下脓若多，以

① 孔：原作"乳"，据《政和本草》卷九改。
② 干：其后《政和本草》卷十有"黄"。
③ 乃：原作"仍"，据《政和本草》卷十改。
④ 上：此字底本残缺，据《政和本草》卷十补。
⑤ 上：此字底本残缺，据《政和本草》卷十补。
⑥ 后乃停：《政和本草》卷十作"候任丸乃停"，于义为顺。
⑦ 当：原作"常"，据《政和本草》卷十改。

意量之。此药惟下脓宿结，不令儿利。须禁食毒物。食乳者、乳母①亦同忌法。

治小儿脑热常闭目。大黄一分粗判，以水三合浸一宿，一岁儿②每日与半合服，余者涂脑项上，干即便再湿涂。

治小儿水气腹肿，兼下痢脓血，小便涩。葶苈子微炒半两，捣如泥，以枣肉和捣为丸，如绿豆大，每服五丸，枣汤下，空心晚后，量小儿大小加减服之。

治小儿白秃。捣葶苈末，以汤洗讫，涂上。

井边草，主小儿夜啼，着母卧席下，勿令母知。

治小儿丹瘤。蓖麻子五个去皮研，入面一匙，水调涂之，甚效。

治小儿牙关不开。天南星一个煨热，纸裹，斜角未要透气，于细处剪鸡子头大一窍子，透气于鼻③孔中，牙关立开。

蒿竹，味甘。煮汁与小儿服，主蛇④虫等咬，心痛面青，口中沫出，临死者，取十斤细判，以水一石煎，去滓，煎成如饴，空心服一升，虫自下，皆尽止。

治小儿蛔虫攻下部痒。取蒿竹叶一握，以水一升，煎取五合，去滓，空腹饮之，虫即下。其汁煮粥用亦佳。

小儿卒腹皮青黑赤，不能喘息，并吐痢卒死。用女青

---

① 乳母：原作"食母"，据《政和本草》卷十改。
② 儿：原脱，据《政和本草》卷十补。
③ 干鼻：原残缺，据《政和本草》卷十一补。
④ 蛇：《政和本草》卷十一作"蛔"。

末纳口中，酒服。亦治大人。

破草鞋和人乱发烧作灰，醋和，傅小儿热毒浮肿。

小儿蛔虫啮心腹痛。用鹤虱细研，以肥猪肉汁下，五岁一服二分，虫出便止，余以意加减。

小儿痫热时气，止渴，用屋游，即古瓦屋北阴青苔衣也。

治小儿夜啼。用灯心草烧灰，涂乳上与吃。

治小儿舌肿。羊乳饮之。

小儿重舌。以黄柏、苦竹沥浸沥点舌。

小儿脐疮不合。黄柏末涂之。

小儿热泻。用黄柏削皮，焙，捣为末，薄米饮为丸如粟大，每服十丸，米饮下。

治小儿胃寒虫上诸证，危恶与痫相似。干漆捣炒烟尽，白芜荑等分为细末，米饮调下一字至一①钱。

小儿重舌。桑白皮煮汁涂乳，饮之。

小儿鹅口。桑白皮汁和胡粉傅之。

小儿舌上生疮如粥皮。桑白皮汁傅之，三两度瘥。

小儿身中恶疮。煮取竹汁澡洗。

治小儿、大人咳逆短气，胸中吸吸，咳出涕唾臭脓涕黏。淡竹沥一合服，日三五服，大人一升。

小儿头疮，耳上生疮。竹叶烧末，猪脂涂上，又以鸡子傅之亦妙。

小儿夜后狂语。竹沥，每一岁儿连夜二合服尽之。

---

① 一：此字底本残缺，据《政和本草》卷十二补。

治小儿吐不定。五倍子二个，一生一熟，甘草一握，用湿裹，炮过用，捣末，每服米泔调下。

治小儿水泻、奶疳。椒一分去目为末，酥调之，少少傅脑上，日可三度。

治小儿水泻，椒红散，及人年五十以上患泻。用椒二两，醋二升，煮醋尽，慢火焙干为末，瓷器贮之，每服二钱，或酒或米饮下之。

小儿身上恶疮。先以皂角水洗，拭干，以少麻油捣烂傅，焦即瘥。

治小儿一①日、五日寒热。煎柳枝浴。

小儿杀虫定疼痛。以苦楝二两，白芜荑半两，为末，水一盏，末一钱，煎取二分，放冷，待发时服之。

治小儿头生白秃，发不生出。椿、楸、桃叶心取汁傅之，大效。

治小儿重舌欲死。以乱发烧灰细末，以半钱傅舌下，日不住用之。

治小儿阴疮。人屎烧灰傅之，瘥。

治小儿脐疮久不瘥。用龙骨粉扑之。

小儿误为诸骨及鱼骨刺入内不出。水煮白梅肉烂研，后调象牙末，厚傅骨刺处，自软。

疗小儿面上疮豆子瘢法。黄明胶慢火炙为末，温酒②调服一钱。已出者，服之无瘢；未出，泻下。又，治小儿

① 一：此字底本残缺，据《政和本草》卷十四补。
② 酒：原脱，据《政和本草》卷十六补。

火烧疮，灭瘢痕，黄明胶小鸡羽扫之。

小儿夜啼不已。马骨末傅乳上，饮止。

小儿卒客忤。取马屎三升，烧令烟绝，以酒三斗，煮三沸，去滓，浴儿。

治小儿疟。用生鹿角细末，先发时，便以乳调一次服。

治小儿哕。鹿角粉、大豆末等分相和，乳调①涂奶上②饮。

治小儿夜啼。取黑牛粪如手大，安卧席下，勿令母知，子母俱吉。

牛鼻中木卷③，疗小儿痫。草卷烧之为屑，主小儿鼻下疮。牛脐中毛，主小儿久不行。牛屎中大豆，主小儿痫。

小儿白秃疮，头上疮团团白色。以牛尿傅之。

治小儿口中涎出。取白羊屎纳口中。

疗无故呕逆酸水不止，或吐三五口，食后如此。羊屎十颗，好酒两合，煎取一合，顿服即愈。如未定，更服。看大小服之加减，六七岁五颗。

狗毛，主小儿夜啼，以绛袋盛，系着小儿两手。

治小儿卒得痫。刺取白犬血二升许含之。又，涂身上。

---

① 调：原作"闷"，据《政和本草》卷十七改。
② 奶上：此2字底本残缺，据《政和本草》卷十七补。
③ 卷：原作"券"，据《政和本草》卷十七改。

疗小儿桃李髋。狗骨头煮汤①摩头上，瘥。

虎爪悬小儿臂，辟恶。虎胆，主惊②痫。骨煮汁浴，去疮疥。

有生子在蓐中便有热疮，出于臀腿间。初以他药傅无益，加剧，蔓延半身，状候至重，昼夜啼号，不乳不睡。乃用发髲③合鸡子黄煎之，消为水，治小儿惊痫热。又有作鸡子煎，用发杂熬，良久得汁，令小儿服之，去痰热，治百病。凡用发④，皆取梳头乱者。

小儿惊啼。烧乱发灰，酒调服之。

小儿初生。取龙骨煎汤，浴其孩子，长大无病。

猪肚，酿黄⑤糯米蒸捣为丸，治小儿疳蛔黄瘦病。

小儿头疮。取猪胆汁傅之。

小儿头生白秃，发不生。腊月猪屎烧灰傅之。

小儿初生。猪胆一枚，以水七升，煎取四升，澄清，浴儿，令永无疮疥。

治小儿解囟不合。驴蹄不计多少，烧灰，以生油和傅于头骨上，以瘥为度。

小儿卒惊，似有动⑥处，而不知疾状。取雄鸡冠血，临儿口滴少许，瘥。

乱发鸡子膏，主小儿热疮。鸡子五枚，取黄去白，以

---

① 煮汤：原脱，据《政和本草》卷十七补。
② 惊：原作"黎"，据《政和本草》卷十七改。
③ 髲（bì 必）：假发。
④ 治百病凡用发：原作"治凡百用发"，据《政和本草》卷十五改。
⑤ 黄：其后原衍"用"，据《政和本草》卷十八删。
⑥ 动：《政和本草》卷十九作"痛"，义胜。

乱发如鸡子许大，二味相和于铁铫中，炭火熬，初甚干，少须即发焦，遂有液出，旋取置一瓷碗中，以液尽为度，取涂热疮上，即以苦参末粉之。

小儿热肿。以鲤鱼胆涂之。

鲤鱼血，主小儿丹毒，涂之即瘥。

鲤鱼肠，主小儿腹中疮。

小儿咽肿喉痹。以鲤鱼胆二七枚，和灶底土以涂咽喉，立瘥。

小儿喉痹肿痛。露蜂房烧灰，以乳汁和一钱匕服。

小儿解颅不合。生蟹足骨半两焙干，白蔹半两，为末，用乳汁和，贴骨缝上，以瘥为度。

乌贼鱼骨，主小儿、大人下痢。炙令黄，去皮，细研成粉，粥中调，服之良。

治小儿口疮及风疳等。脱蚕蛾细研贴疮上，妙。

治小儿口疮。五月五日虾蟆，炙，杵末，傅疮上即瘥。兼治小儿蓐疮。

小儿初生月蚀疮及恶疮。以蛇蜕皮烧灰，和猪脂傅上。

小儿耳后月蚀疮。烧蚯蚓屎，合猪脂傅之。

治小儿卵癞。杵桃仁傅之。

治小儿疳疮。嚼麻子傅之，日六七度。

治小儿丹热如火，绕腰即损人，救急。杵赤小豆末，和鸡子白傅之，干即易。

治孩子赤丹不止。研粟米傅之。

小孩初生七日，助谷神以导达肠胃。研粟米煮粥^①饮，厚薄如乳，每日研与半粟壳。

小儿面身生疮如火烧。以白粱米一升，蜜水和傅之，瘥为度。

小儿赤丹不止。荞麦面醋和傅之，良。

治小儿丹毒破作疮，黄水出。焦炒豉令烟绝，为末，油调傅之。

小儿寒热，恶气中人。以湿豉为丸如鸡子大，以摩腮上及手足心六七遍，又摩心、脐上，旋祝^②之了，破豉丸看^③有细毛，弃道中，即瘥。

孙光宪家婢抱小儿，不觉落炭火上，便以醋泥傅之，无痕。

治小儿疹痘，欲令速出。宜用胡荽三二两，切，以酒二大盏煎令沸，沃胡荽，便以物合定，不令泄气，候冷，去滓，微从项以下喷一身令遍，除面不喷。

小儿紧唇。捣辣芥子汁，令先揩唇血出，傅之，日七遍。马芥，即辣芥也。

治小儿患黄。捣韭根汁滴儿鼻中，如大豆许。

治小儿腹胀。韭根捣，和猪脂煎服一合。

初生孩子，可捣韭根汁灌之，即吐出胸中恶血，永无诸病。

---

① 粥：此字底本残缺，据《政和本草》卷二十五补。

② 祝：原作"视"，据《政和本草》卷二十五改。祝，通"注"，敷涂。《周礼·天官·疡医》："疡医掌肿疡、溃疡、金疡、折疡之祝药。"

③ 看：原作"着"，据《政和本草》卷二十五改。

治小儿火①丹，热如火，绕腰即损。捣马齿菜傅之，日三。

三月三日采桃花晒干，杵末，以水服二钱匕，小儿半钱，治心腹痛。

一，仙方。小儿初生，脐带脱落后，安新瓦上，用炭火烧至烟将尽，放土地上，用瓦盏盖之，存性，研末，将朱砂透明为细末，水飞过，脐带若有五分重，朱砂用二分半，生地黄、当归浓煎汁一二蚬壳，和前两味，抹儿上腭间及乳母乳头上，一日之内，晚至尽。次日，大便遗下秽污浊垢之物，终身无疮疹及诸疾不生，此生子生孙十分妙也。

一，小儿初生下，全在择好乳母，方儿长命无病，乳母不可吃热味，则乳浓无毒。

一，小儿以八十岁老人旧衣改作小孩衣服，能长命，不宜叚②绢折福。

却疹痘不出方

庐陵彭用光曰：凡值天时不正，乡邻痘疹盛发，宜服此后禁方可免，不出痘疮矣。

三豆汤

赤豆即小红豆，田中种的　大黑豆　绿豆各一升　甘草三两

上以三豆淘净，用水八升，煮豆熟为度，逐日空心任

---

① 火：原作"大"，据《政和本草》卷二十九改。
② 叚（jiǎ 假）：借也。疑为"段"之误，"段"后作"缎"。

意吃豆饮汁，七日，永不出。

油饮子此方十五至二十五岁男人用

真麻油一斤作三四次饮尽，永不出

龙凤膏

乌鸡卵一个　地龙活者，细小者，方用一条，此田蚯蚓也

上以鸡卵开一窍，入地龙在内，夹皮纸糊其窍，饭甑上蒸熟，去地龙，与小儿食之。每岁立春日食一枚亦可。

丝瓜汤

五六月间，取丝瓜小小蔓延藤丝，阴干，约二两半重，收起，至正月初一日子时，父母只令一人知，将前丝瓜藤煎汤，待温，洗儿头面全身上下，以去其胎毒，洗后永不出痘也，如出亦轻，三五颗。

朱砂散

朱砂大颗者佳。磨五七千下，用蜜汤调服三五十次，可以解疹痘不出之毒，若出亦轻

以上五方，乡邻若有疹痘流行，预与小儿食之可免，不出。

安老门

神仙巨胜子丸

此丸善能安魂定魄，改易容貌，通神延寿，补髓驻精益气，治虚弱，展筋骨，润肌肤①。久②服头白③再黑，牙

---

① 肤：此字底本残缺，据《山居四要》卷五补。
② 久：此字底本残缺，据《山居四要》卷五补。
③ 白：此字底本残缺，据《山居四要》卷五补。

落更生，目视有光，心无倦怠，诸疾寒暑不侵，神效不具述。

熟地黄　生地黄　官桂　何首乌各一两　枸杞子　肉苁蓉　人参　川牛膝酒浸三日　酸枣仁　破故纸炒　山药　菟丝子酒浸三日　五味子　覆盆子　巴戟去心　天门冬酒浸三日　楮实子　川续断　韭子　巨胜子焙，去皮　广木香　鸡头实　莲蕊　葫芦巴　柏子仁　白茯苓　莲肉　甘菊花各一两

如虚寒年老衰弱，加天雄炮，去皮，八钱、鹿茸燎去毛，酥炙，一两。上为细末，用蜜酒煮山药粉为糊，合和为丸，每空心酒下二十丸或三十丸①，夏秋盐汤下。

八仙早朝糕　主理脾胃，或泄泻不止者，服神效。

枳实去穰，炒，二两　莲肉去心、皮，二两　白茯苓去皮，二两　陈皮去白，炒，二两　山药去红皮，四两　山楂肉去核，三两　人参去芦，一两。如气甚人，用砂仁一两代之　白术去芦，陈壁土炒，去土，四两

上八味为末，用白米五升半，糯米一升半，共七升，打粉，用蜜三斤。无蜜，片糖四斤代之，亦理脾。入药和匀，如做糕法，先画笼中小块，蒸熟取出，火烘干，瓦罐封收。时取三五片食之，以□□②汤嗽口。

彭祖接命丹

用大附子重二两二钱一个，或一两六钱亦可，切作薄片，夏布包定，甘草二两，甘遂二两，俱锤碎，二味烧酒

① 三十丸：原作"二十九"，据《山居四要》卷五改。
② □□：《扶寿精方》卷上作"白"字。

二斤共浸半日，文武火煮，酒干为度。取起附、甘草、甘遂不用，加麝香三分，锤千下，作二丸，阴干。一丸于脐内，七日一换；一丸于黑铅盒内养之。此丹暖丹田，助两肾，添精补髓，却病久固，返老还童，延年益寿。

养元散

用糯米一升或二升，水浸一宿，晒干燥，慢火炒令极熟，磨罗为细末。将莲肉去心，山药蒸过，鸡头实去壳，各三两，为细末，入米粉内。每早用一盏，入白糖二匙，或沙糖，用滚汤调食。

不老丹

用十五六岁女子，候其该月行经时，用无灰绵纸收之，阴干，剪去白纸，用芝麻点灯烧过，取出为末。用童子发、女子发各三两，洗净入罐内，盐泥固济，用大火煅过，取出，出火毒，同前经末，每服二分，发灰三分，及清白童便一钟送下。取①童便用十二三岁童子，令服米汤，每服一碗用枣子六个，行一时再服一碗枣二个，有便黄色不用，即再与汤一碗、枣二枚，再取即清白矣，方用。

女真丹

冬青子，本草谓之女真实，去梗、叶，酒浸一日夜，粗布袋擦去皮，晒干收贮。初伏日将去皮冬青子入旱莲草自然汁内浸一日一夜，取出晒干，夜露日②晒至末伏。又入旱莲汁浸，晒露如前晒露，炼蜜为丸。少则以炼蜜过加

---

① 取：此字底本残缺，据《万氏济世良方》卷四补。
② 日：原脱，据《万氏济世良方》卷四补。

入。其功极大，又能变白须为乌黑须。每夜酒送一百丸，初服则便能使老者无夜起之功。

补中益气汤 老人气血衰，冬春天寒，可服此方。治饥饱劳役，四肢无力，百节酸疼，身热头痛，口淡失味。

黄芪一钱半　人参八分　甘草炙，八分　当归一钱　白芍药一钱　升麻二分　柴胡一分半　橘皮一钱　黄芩三分　葛根三分　黄柏二分　白术五分　青皮二分　生甘草梢二分

上为㕮咀，每服一两半，水二盏，生姜三片，枣二枚，同煎七分，去渣，温服，以取微汗。

化痰枳术丸 老人年老痰火盛，此丸治之极效。

枳实去穰，炒，一两　白术去芦，陈壁土炒，去土，二两　小黄芩酒炒，一两　陈皮去白，炒，一两　黄连姜汁炒，五钱　当归酒洗，五钱　白茯苓去皮，一两　苍术米泔浸，去皮，盐水炒，一两　白芥子炒。如无，以紫芥子代之，炒，亦可。一两　半夏　南星二味，白矾、皂角、生姜三味打碎，同水煮半日，切开南星，内无白点为度，各分一两　山楂肉去核，蒸过，□①两

上为细末，以神曲六两打粉，取姜汁一盏，竹沥一碗，煮糊为丸，如梧桐子大，每日食远白汤送下一百丸。□②痰，用姜汤下。

阴骘门

阴骘丸散富贵之家合此济人，实阴骘也

---

① □：《商便奇方》卷一作"一"。
② □：《商便奇方》卷一无。

疟疾、瘴方通用

柴胡五钱　黄芩二钱半　陈皮八分　半夏一钱半　茯苓一钱
猪苓　泽泻　白术各一钱　藿香　甘草各七分

上作一贴，水一中①，姜三片，煎八分，热服。如口渴，加石膏、干葛、天花粉各二钱；如恶寒，加桂五分；恶热，加黄连、干葛各二钱。轻者二三服，重者五七分②全安。

痢疾通用

陈枳壳炒，一钱　黄连一钱　黄芩□钱半　升麻一钱　白芍药三钱　滑石末，三钱　柴胡　陈皮炒　山栀仁　茯苓各一钱
白术五分　甘草七分

如红多，加生地黄、地榆；白多，加半夏、黄芩、白术各二钱；初起，加大黄三钱；口渴，加天花粉、干葛；热，加柴胡、黄芩、泽泻、猪苓各□钱。

上作一贴，水一大中③半，姜三片，灯心百寸，煎，空心服。

万病遇仙丹、三黄枳术丸、木香槟榔丸三方见上④。

庐陵彭用光曰：凡富贵君子、仁慈长者，肯能发心依此方丸散多合数料，以济贫民及往来客商，实阴骘也。

---

① 中：疑误或其后有脱文。
② 分：疑为"服"之误。
③ 中：疑误。
④ 万病遇仙丹……三方见上：其前实未见此三方。

卷之五

瘰疬门

治瘰疬。用信州砒黄细研，滴浓墨汁丸如梧桐子大，于铫子炒令干，后用竹筒盛。要用，于所患处灸破或针，将药半丸敲碎贴之，以自然蚀落为度。觉药尽时，更贴少许。

刘禹锡云：取铅二两，铁器中熬之，久当有脚如黑灰，取此灰和脂①涂疬上，仍以旧帛贴之，数数去帛拭恶汁，又贴，如此半月许，亦不痛、不破、不作疮，但内消之为水，瘥。虽流过项亦瘥。

治瘰疬经年久不瘥。生玄参捣碎傅上，日二易之。

治颈下卒结囊，渐大欲成瘿。海藻一斤，洗去咸，酒浸饮之。

治瘰疬或破或不破，以至下胸前者，皆治之。用何首乌取其根如鸡卵大，洗，生嚼之。又取叶捣傅疮上，数服即愈。

治瘰疬。用蓖麻子炒熟，去皮，烂嚼，令睡服二三枚，渐加至十枚，必效。

治瘰疬、疥癣及瘙痒。以苍耳子七枚烧灰，投酒中饮之，勿令利。

---

① 脂：原作"暗"，据《政和本草》卷五改。

治一切丈夫、妇人瘰疬经效。牡蛎用炭一秤煅过，赤取出，于湿地上用纸衬，出火毒一宿，取四两，玄参三两，都捣罗为末，以面糊丸如梧桐子。早晚食后、临卧各三十丸，酒服。药将服尽，疬子亦除根本。

治瘰疬发颈项，破、未破，甚效如神。牡蛎四两，甘草二两，为末，每服一大钱，食后腊茶同点，日二服。

主恶核肿不散。取鲜鲫鱼杵傅之。

治大人、小儿瘰疬内消方。斑蝥一两去翅、足，用粟米一升同斑蝥炒，令米焦黄，去米不用，细研，入干薄荷末四两，同研令匀，以乌鸡子清丸如绿豆大，空心腊茶下一丸，加至五丸，却每日减一丸，减至一丸后，每日服五丸。

治瘰疬。七月七日日出时收麻花，五月五日收叶，二件作炷子，于疬上灸百壮。

取胡桃瓢烧令黑末，断烟，和松脂研，傅瘰疬疮，妙。

灸肘尖、肩髃、支沟、足三里、手三里各九壮。

饮食门过伤饮食、不进饮食、吐逆饮食，大人、小儿通用

治胃气虚，风热，不能食方。用姜汁伴鸡子清①、生地黄汁少许，蜜一匙头，和水三合，顿服，立瘥。又，皮寒，性温，作屑末和酒服，治偏风。

治大人、小儿不进乳食，和气去痰。人参四两，半夏

① 伴鸡子清：《政和本草》卷八作"半鸡子壳"。

简易普济良方

二一○

一两，生姜汁熬一宿，曝干为末，面糊为丸，如绿豆大，每服十丸，食后生姜汤下。

食鱼脍及生肉，住胸膈不化，必成癥瘕。捣马鞭①汁，饮之一升，生姜水亦得，即消。

治冷热气不和，不思饮食，或腹痛疠刺②。山栀子、川乌头等分，生捣为末，以酒和丸，如梧子大，每服十五丸，妙③，生姜汤下。如小肠气痛，炒茴香、葱、酒再下二十丸。

治食物过饱不消，遂成膈痞。马牙硝一两碎之，吴茱萸半升陈者，煎取茱萸浓汁，投硝，乘热服，良久未转，更进一服，立愈。窦群④在常州，此方得效。

治食狗肉不消，心下坚或胀，口干，忽发热妄语方。杏仁一升去皮，水三升，煎沸，去渣，取汁为三服，下肉为度。

主食饱烦闷，但欲卧而腹胀。熬面⑤令微香，杵，服方寸匕。以大麦生面佳，无面以药亦得。

葛洪治食脍不化，取此以荡逐之。腊月中以新瓦罐满注热水，用朴硝二升投汤中，搅散，挂北檐下，候硝渗出罐外，羽收之。以人乳汁调半钱，扫一切风热毒气攻注目睑⑥，及发于头面，四肢肿痛，应手神验。朴硝是初采得

① 马鞭：即马鞭草。
② 疠刺（jiǎo lá 角拉）：方言，腹中闷痛不舒。
③ 妙：《政和本草》卷十三作"炒"，属下读。
④ 窦群：唐代官员，籍贯生平见《新唐书·窦群传》。
⑤ 面：《外台秘要》卷三十一作"曲"。
⑥ 目睑：原作"自验"，据《政和本草》卷三改。

一煎而成者，未经再炼治，故曰朴硝。

补遗脾泻饭匙丸　即做饭之锅焦也。

每饭匙干末一斤，用莲肉去心，怀庆山药炒香，各为末，二味各半斤，就以饭匙末量取打糊为丸，如梧桐子大。如湿热者，加青皮汤送下一百丸。脾①虚者，白术汤下。

治膈气转食方

以大柳树、生楮树或桑树连根取下，切碎，煎汤服三五余日，其病自除。

治饮食不住日，仍易饥饿方。用绿豆、黄麦、糯米各一升，炒熟，共末成粉，每服一酒杯，以滚汤调服，二五日妙。

劳　门

补虚劳，治肺劳，止渴，去热风。用天门冬去皮、心，入蜜煮之，食后服之。若曝干，入蜜丸尤佳。

治患劳人烧香法。用玄参一斤，甘松六两，为末，炼蜜一斤和匀，入瓷瓶内封闭，地中埋窨十日取出。更用灰末六两，更炼蜜六两，和令匀，入瓶内封，更窨五日取出。烧令其鼻中常闻其香，病自愈。

巴郡太守奏加减三黄丸，疗男子五劳七伤，消渴，不生肌肉，妇人带下，手足寒热。春三月，黄芩四两，大黄

---

① 脾：原作"皮"，据《摄生众妙方》卷五、《医学入门》卷二改。

三两，黄连四两；夏三月，黄芩六两，大黄一两，黄连七两；秋三月，黄芩六两，大黄二两，黄连三两；冬三月，黄芩三两，大黄五两，黄连①二两。三物随时和捣下筛，蜜丸大如乌豆，米饮②服五丸，日三。不止，少增七丸服，病愈。久服走及奔马，近颇有验。食禁猪肉。

治丈夫、妇人劳瘦。青蒿细剉，水三升，童子小便五升同煎，取一升半，去渣，入器中煎成膏，丸如梧桐子大，空心饥卧以温酒吞下二十丸。

人中白，凉。治传尸热劳，肺痿，心膈热，鼻血，吐血，羸瘦，渴疾。人中白是积尿垽③入药。

补虚劳，益髓长肌，悦颜色，令人肥健。鹿角炙，捣为末，酒服方寸匕，日三服。

治五劳七伤，阳气衰弱，腰脚无力，羊肾苁蓉羹法。羊肾一对，去脂膜，细切，肉苁蓉一两，酒浸一宿，刮去皱皮，细切，和作羹，葱白、盐、五味等如常法事治，空心食之。

猪肚，补虚损，杀劳虫，治痢。酿黄糯米蒸捣为丸，甚治劳气。

猪肚，主骨蒸热劳，血脉不行，即仲景猪肚黄连丸④，补羸助气，四季宜服。

---

① 三两……黄连：此15字原脱，据《政和本草》卷八补。

② 饮：原作"饭"，据《政和本草》卷八改。

③ 垽（yìn 印）：原作"壁"，据《政和本草》卷十五改。垽，沉淀物，渣滓。

④ 即仲景猪肚黄连丸：此8字《政和本草》卷十八作"张仲景有猪肚黄连丸是也"，在"四季宜服"之后，于义为顺。

有人多得劳疾，相因染死者数人。取病者于棺中钉之，弃水，永绝传染之病。流之于江，金山寺有人异①之，到岸开视之，见一女子犹活。因取置渔舍，多得鳗鲡鱼食之，病愈，遂为渔人之妻。

治交接劳复，阴卵肿或缩入腹，腹绞痛，或便绝。蚯蚓数条绞取汁服之，良效。

治虚劳尿精。新韭子一升，十月霜后采，好酒八②合渍一宿，明旦日色好，童子向南捣一万杵，平旦温酒服方寸匕，日再服，瘥，佳。

补虚劳，止惊悸，令人能食。紫石英五两，打碎如尖头大，水淘一遍，以水一斗，煮取三升，去渣澄清，细细服，或煮作粥羹服亦得，服尽更煎之。

川花椒去目并合口者二斤炒香出火毒，研，取头末八两，酒煮面糊为丸，每日空心米清汤下各十五丸，一日二次，效。

彭氏思济堂曰：凡患劳疾吐红者，早服此丸全安。

治虚损方

青蒿一斗五升 童便三斗

用文武火熬减半，滤去蒿，再熬至一升，入猪胆汁七个，加神朱砂、槟榔末各五钱，熬数沸，以甘草末一两收之，用时滚汤调服，极妙。

---

① 异：原作"要"，据《政和本草》卷二十一改。
② 八：原作"入"，据《政和本草》卷二十八改。

又，白蜡尘治劳疗虫。

一方，每五更服自己小便一钟，以甘草末调咽，神效。

狐腋门

五月五日取露草一百种阴干，烧为灰，和井花水，重爆①令白，酽醋为饼，腋下挟之，干即易。主腋气臭，当抽一身疮出，即以小便洗之。

善治狐臭。用生姜汁涂腋下，绝根本。

治诸腋臭。伏龙肝烧作泥傅之，立瘥。

腋臭，用自小便洗一次，米泔洗二次，自然姜汁每日擦十余次，一月之后可以断根。

治腋臭神方。枯白矾、铅粉、松脂各等分为末，擦之。

治体气方

田螺大者十个　巴豆去壳　胆矾　麝香少许

上将田螺水养三日，去泥土，揭起螺靥，入矾、豆、麝在内，以线拴住，放瓷器内，次日化成水。凡用，欲行大便却住手，先要拣远无人处空地内去，大便极黑臭，以厚土盖之，不可令人知。如去不尽，再以药水抹之，又去大便。次日以后擦之，永去根源。

末方

枯白矾一两　蛤粉半两　樟脑一钱

---

① 爆：《政和本草》卷十作"烧"。

上为细末，每用少许擦之。

又方

用自己唾，以手擦两腋下数遍，以指甲去其垢，随用热水洗手数遍，十余日全愈。

一方

香白芷一两　干姜一两

共为细末，用熟黄酒、生葱一大钟送下，汗出为度，胁下汗多，再不臭也。

骨鲠门

治骨鲠。用鹿角为末，含津咽下，妙。

疗鲠。取虎骨为末，水服方寸匕。

治猪骨哽。生艾蒿数升，水酒共一斗，煮取四升，稍止饮之良。

治猪、鱼鲠，杂物鲠。以好蜜匕抄，稍稍服之令下。

鱼骨哽在喉中，众治不能去。饴糖丸如鸡子黄大吞之。不出，大作丸用，妙。

治鱼骨鲠不出。以蒜纳鼻中即出。

误吞物门

治误吞①钱并箭、金、针并钉等物。多食肥羊肉，肥脂诸般②肉等，自裹之，即必得出。

---

① 吞：原脱，据《政和本草》卷十七补。
② 般：原作"股"，据《政和本草》卷十七改。

治误吞钱。取艾蒿一把，用水五升，煎取一升，顿服便下。

治误吞钱。以百部根四两，酒一升，渍一宿，温服一升，日再服。

误吞钱。陈蜜服二升，即出矣。

误吞钱。取饴糖一斤，渐渐尽食之，环及银便出。

误吞钱、金银钗子、环子。以水银半两吞之，再服即出。

瘿瘤门

疗忽生瘿疾一二年者。以黄药子半斤，须紧重者为上。如轻虚者，力慢，须用一倍。取无灰酒一斗，投药其中，固济瓶口。以文武火烧一伏时，停腾，待酒冷即开。患者时时饮一盏，不令绝酒气。经三五日后，常须把镜自照，觉消即停饮，不尔令人项细也。此方出孙思邈《千金月令》，刘禹锡《传①信方》亦著其效。其方并同，有小异处，惟烧酒但香气出外，瓶头有津出即止，不待一宿，火仍不得大猛，酒有灰。

治瘿气。用黄药子一斤浸洗净，酒一斗浸之，每日早晚常服一盏。忌一切毒物及不得喜怒。但以线子逐日度瘿，知其效。

---

① 传：此字底本残缺，依文义补。

诸疮门

服丹石人有热疮，疼不可忍方。用纸环围肿处，中心填消石令满，匙抄水淋之，觉甚不热疼即止。

治火丹毒。水调芒硝涂之。

治一切疹。以水煮芒硝涂之。

诸疮弩肉如蛇出数寸。用硫黄一两细研，于肉上傅涂之，即便愈。

治乌癞疮，杀虫。用雄黄研如粉，以醋并鸡子黄打令匀，涂于疮上，干即更涂。

治热病下部有䘌虫生疮。熬盐，绵裹熨之，不过三度瘥。

治汤火灼疮。石灰随多少细筛，和水涂之，干即易。

古人墓中多石灰汁，行人有疮者，见墓中清水，自洗浴，疮自愈。于是诸疮者闻之，悉往洗之，传有饮之以治腹内疾者。

治冻疮不瘥①者。热汤洗之效。

治恶疮久不瘥者。用三家洗碗水煎令沸，以盐投中，洗之，不过三五度，立效。

菖蒲生水次，失水则枯，根节密者气味足。有人患遍身生热毒疮，痛而不痒，手足尤甚，然至颈而止，粘着衣被，晓夕不可任。有教以菖蒲三斗剉，日干之，椿罗为末，布席上，使病疮人恣卧其间，仍以被衣覆之。既不粘

---

① 瘥：原作"羌"，据《政和本草》卷五改。

着衣被，又复得睡，不五七日间，其疮如失。后自患此疮，亦如此用，应手神验。其石菖蒲根络石而生者，节乃密，可入药。

治卒得恶疮，人不辨者。以牛膝根捣傅之。

治疖子已破。用益母草捣傅，愈，妙。

比岁有患天行发斑疮，头面及身，须臾周匝，状如火烧疮，出白浆，随决随生，不治数日必死，治瘥后，瘢黯弥岁方减，此恶毒之气所为。以水煮升麻，绵露洗之，苦酒煮弥佳，但躁痛难忍也。

治时行病发疮。升麻五两，以水、蜜二味同煮三沸，半服半傅疮。

治卒得恶疮。以苍耳、桃皮作屑，纳疮中，佳①。

苦参，治疮疹最多，亦可治癞疾。其法用苦参五斤，切，以好酒三斗渍三十日。每饮一合，日三，常服不绝，若觉痹即瘥。取根皮末服之亦良。

治鱼脐疮毒肿。瞿麦烧灰，和油傅于肿上，甚佳。

治丹瘾疹。白芷及根叶煮汁洗之。

治豌豆疮。煮紫草作汤饮。

治发背如未成疮及诸热肿。以湿纸搨上，先干处是热气冲上，欲作疮子，便灸之。如先疼痛，灸即不痛，不痛即以痛为度。以苦酒煎艾叶，治癣疮良效。

治疮疱将出。以牛蒡子炒令熟，杵为末，每服一钱，入荆芥穗，水一盏同煎至七分，放温服。如疮疹已出，更

---

① 佳：原作"值"，据《政和本草》卷八改。

服亦妙。

疮癣初生或始痛。以姜黄傅之，妙。

漏芦能治身上热毒风生恶疮，皮肤瘙痒，瘾疹。

青黛并鸡子白、大黄，敷疮肿、蛇虺等毒，良。

治伤寒发豌豆疮，未成脓。以青黛大枣许，冷水研服之。

蒟草，治恶疮、疥癣、风瘙。根名白药。

治时气发豌豆疮。用川大黄半两微炒，以水一大盏煎至七分，去渣，分为二服。

主疮中毒。切商陆根炙热，布裹熨之，冷即易。

恶疮连痂痒痛。捣扁竹封痂，落即瘥。

治白癜。用马鞭草不限多少为末，每服食前用荆芥、薄荷汤调下一钱匕。

治汤火疮至妙。刘寄奴捣末，先以糯米浆鸡翎扫汤著处，然后掺药末在上，并不痛，亦无痕。大凡汤著处，先用盐末掺，护肉不坏，后药末傅之。

五色丹，俗名游肿，若犯多致死，不可轻之。败蒲席烧灰，和鸡子白涂之。

贴疮肿。以山慈菰，一名鹿蹄草，取茎、叶捣为膏，入蜜，贴疮口上，候清血出，效。

治中热油及火烧疮。以柏白①皮、猪脂煎，涂疮上。

治火疮败坏。用云母粉同生羊髓和如泥，涂之。

灸疮痛肿。急捣灶中黄土，水煮令热，淋渍之即良。

① 白：原作"石"，据《政和本草》卷十二改。

火灼烂疮。榆白皮熟嚼封之，瘥。

疗身体及头悉生疮。取榆白皮炒令黄，捣为散，以好苦酒和涂上，又以绵裹覆上，虫出即瘥。

卒得恶疮不识者。烧苦竹叶，和鸡子黄傅。

疗疮疥。烧竹叶为末，以鸡子白和之涂上，不过三四次，立瘥。

治汤火灼烂疮。竹中虫末傅之，良。

治火丹毒。捣栀子仁，和水调傅之。

疗漆疮。汉椒洗之即愈。

桃絮，贴灸疮良。飞入池沼，于阴暗①处为浮萍，尝以器盛水，置絮其中，数日覆之，即成片。又，多积可以杆作毡，以代羊毛，极柔软，宜与小儿卧益佳，以性凉也。

治丁肿、反花疮，并煎柳枝叶作膏涂之。今人作浴汤、膏药、齿牙药，亦用其枝，为最要之药。亦可煮汤洗风肿瘾疹瘙痒，大效。

楝皮，苦，微毒。治游风热毒、风疹、恶疮、疥癞，并煎汤洗浸。服食须是生子者。雌树皮一两，可入五十粒糯米煎煮，杀毒。泻多，以冷粥止；不泻者，以热葱粥发。无子雄楝树能吐泻杀人，不可误服。

治大人口中疳疮并发背，万不失一。用山李子根，一名牛勒，一名蔷薇根，野外者佳。各细切五升，以水五大斗，煎至半日以来，汁浓，即于铜与银器中盛，重汤煎至

---

① 暗：原作"晴"，据《政和本草》卷十四改。

一二升，看稍稠，即于瓷瓶中盛。少少温含咽之，必瘥。忌酱、醋、油腻、热面，大约不宜食肉。如患发背，重汤煎令极稠，和如膏，以帛涂之疮上，神①。襄州军事柳岸妻患口疮十五年，齿尽落②断坏，不可近，用此方瘥。

治尸疰。烧乱发如鸡子大，为末，水服之，瘥。

乱发、露蜂房、蛇蜕皮各烧灰，每味取一钱匕，酒调服，治疮口神验。烧灰须略存性。

东方圊③厕溺坑中青泥④，消痈肿。若已有脓即溃。

新生小儿脐中屎，主恶疮。

牛屎烧灰，傅灸疮不瘥者。

患杖疮并打扑疮，中风疼痛者，取马、骡湿粪，分取半，替换热熨之。冷则易，满五十过，极效。

又，马汗入人疮，毒气攻作脓，心悇⑤欲绝者，烧粟秆草作灰，浓淋灰汁，热点汁于疮中，须臾白沫出尽即瘥。白沫，是毒气也。此方岭南新有人曾得力⑥。

凡生马血入人肉中，多只三两日便肿，连心则死。有人剥马，被骨伤手指，血入肉中，一夜致死。患疮疥人切忌，不可食马肉。

治马鞍疮。鹿角灰以酢和涂之。

---

① 神：《政和本草》卷十四作"神效"。
② 落：其后《政和本草》卷十四有"龂亦"。
③ 圊：原作"圆"，据《政和本草》卷十五改。
④ 泥：原作"况"，据《政和本草》卷十五改。
⑤ 悇：《政和本草》卷十七作"慅"，义胜。
⑥ 此方……得力：此10字原属下条，今依文义别出属上条，于义为顺。

疗面目身卒得赤斑，或痒或瘭子肿起，不即治之①，日甚杀人。羖羊角烧为末，研令极细，以鸡子清和②涂之，至甚效。

白狗骨烧屑，疗诸疮瘘及妒乳痈肿。狗胆，主恶疮。

治附骨疽及鱼眼疮。以狗头骨烧烟熏之，效。

疗秃疮。取虎膏涂之。

兔毛烧灰，主灸疮不瘥。兔骨，主久疥疮，醋磨傅之。

腊月兔毛煎汤，洗小儿豌豆疮。

鸬鹚，疗面疮及汤火疮痕。

治疥疮。猪骨煎芫花涂之。

乳痈，月蚀疮绕耳根。以乌雌鸡胆汁傅之，日三易。

治卒得浸淫疮转有汁，多起于心，不早治之，续身周遍则伤人。以鸡冠血傅之，瘥。

诸痈不消已成脓，惧针不得欲令速决。取白鸡翅下第一毛，两边各一茎，烧灰研，水调服之。

崔元亮《海上方》治湿病，取胡燕窠最宽大者，惟用其抱子处，余处不用，捣为末，以浆③水煎甘草，汁入少许盐成汤，用洗疮讫，拭干，便以窠末贴其上，三两遍易便瘥。若患恶刺，以醋和窠末如泥裹④之，三两日易便瘥。

雀屎以蜜为丸，治癥瘕，久痼冷病。或和少干姜服之，大肥悦人。

---

① 之：此字底本残缺，据《政和本草》卷十七补。
② 和：原作"利"，据《政和本草》卷十七改。
③ 浆：原作"酱"，据《政和本草》卷十九改。
④ 裹：原作"囊"，据《政和本草》卷十九改。

治诸痈不消，已成脓，惧针不得破，令速决。取雀屎涂头上，即易之。雄者为佳，坚者为雄。

治痈胀①发背，生菖蒲捣贴。若疮干，捣末以水调涂之。

崔元亮《海上方》治发背秘法，李北海云此方神授极奇。以甘草三两，生捣，别筛末，大麦面九两，于一处大盘中相和稠令匀，取上好酥少许，别捻入药，令匀，百沸汤溲如饼剂，方圆大于疮一分，热傅肿上，以油片及故纸隔令通风，冷则换之。已成脓水自出，未成脓便内消。当患肿着药时，常须吃黄芪粥，甚效。

又一法，甘草一两微炙，捣碎，水一升浸之，器上②横一小刀子，置露中经宿，平明以物搅令沫出，吹沫服之。但是疮肿发背，皆可服，妙。

治一切痈肿未破，疼痛，令内消。以生地黄捣如泥，随肿大小，摊于布上，掺香③末于中，又再摊地黄一重，贴于肿上，不过三五度。

宜兴县张渚镇有一老举人，年七十余，忽一日患发背，村中无良医，急取薜荔叶绞取汁，和蜜饮数升，以其渣傅疮上，后以他药傅贴，遂愈。医者谓其本得薜荔之力。

杀疸④虫。用苦参炒带烟为末，饭饮下。

张仲景治腹痈，腹有脓者，用薏苡仁十分，附子二分，败酱五分，三物捣为末，取方寸匕，以水二升，煎取

① 胀：《政和本草》卷六作"肿"。
② 上：原作"止"，据《政和本草》卷六改。
③ 香：按《政和本草》卷六为"木香"。
④ 疸：《政和本草》卷八作"疳"，义胜。

一升，顿服之，小便当下，愈。

治发背。用石韦炒，冷酒调服，甚效。石韦生石上如皮，故名石韦。一云丛生石傍阴处，不蔓延。

治发背初得，毒肿，焮热，赤烂。用浮萍捣和鸡子清贴之，良。

治发背。白蔹末傅之，良。

治痈疽发背或发乳房，初起微赤，不急治之即死。速即捣芭蕉根傅之，数易。

发背欲死。捣芭蕉根涂上。

治痈疽发背及发乳房。吴茱萸一升捣之，以苦酒和，贴痈上。

治发背欲死。烧人屎作灰，醋和如泥，傅肿处，干即易，良。

露蜂房、乱发、蛇皮三味合烧灰，酒服方寸匕，日二①，主诸恶疽、附骨痈根在脏腑，历节肿出，丁肿、恶②脉诸毒皆瘥。

露蜂房亦可单用，不入服食，能治痈肿不消，用醋、水调涂，干即便易。

疥疮，杵蟹傅之亦效。

鳗鲡鱼，治患诸疮瘘③，治疬疡风，长食之甚验。

青鱼胆汁涂恶疮即瘥。

---

① 二：此字底本残缺，据《政和本草》卷二十一补。

② 恶：此字底本残缺，据《政和本草》卷二十一补。

③ 瘘：《政和本草》卷二十一作"瘘"，义胜。

治恶疮十年不瘥似癞①者。烧蛇蜕皮全者一条为末，猪脂和傅之。

治火丹。取蚰蟮粪，水和傅之。

大人、小儿忽疮恶，未辨识者。取蜣螂捣绞取汁，傅其上。

治一切恶疮及沙虱②水弩，恶疽，并皆治之。用蜣螂十枚，端午日收干者佳，杵末，油调傅之。

治附骨痈。蜣螂七枚和大枣烂捣封之。

水蛭，治人患赤白游疹及痈肿，取十余枚，令唼_{一作}_嗺病处，取皮皱肉白，无不瘥也。

丹者，恶毒之疮，五色无常。煮③粟皮有刺者洗之，佳。

下部疮必④决洞者。桃皮、叶杵，水渍令浓，去渣，着盆中渍之，有虫出。

主卒得恶疮不识者。取桃皮作屑，纳疮中。

治豌豆疮。服油麻一斤，须利，即不生白⑤浆，大妙。

治痈已有脓当坏。以苦酒和雀屎傅痈头上，如小豆大，即瘥。

天行斑疮，须臾遍身，皆戴白浆，此恶毒气。永徽四年，此疮自西域东流于海内。但煮冬葵菜叶，以蒜齑唼之则止。

---

① 癞：原作"癫"，据《政和本草》卷二十二改。
② 虱：原作"风"，据《政和本草》卷二十二改。
③ 煮：原作"及"，据《政和本草》卷二十三改。
④ 必：《政和本草》卷二十三作"已"，义胜。
⑤ 白：原作"自"，据《政和本草》卷二十四改。

治①漆疮②。用韭叶研傅之。

治疥疮。煮蘘叶洗亦佳，捣如泥③傅之亦得。

疗豌豆疮。马齿草烧灰傅疮上，根须臾逐药出。若不出，更傅良。

治反花疮。用马齿苋一斤烧作灰，细研，猪脂调傅之。

三月、六月、七月采剪刀草叶，正月、二月采根。烂捣其茎叶如泥，涂傅诸疮肿。

崔元亮《海上方》治面上疮，黄水出，并眼疮，一百五日收取桃花，不计多少，细末之，食后以水半盏调服方寸匕，日三，甚良。

蒜生④散治痈肿。李绛《兵部手集方》疗毒疮肿，号叫卧⑤不得，人不别者，取独头蒜两颗，细捣，以油麻和，厚傅疮上，干即易之。顷年，卢坦侍郎任东畿尉，肩上疮作，连心痛闷，用此便瘥。后李仆射患脑痈，久不瘥，卢与此方便愈。绛得此方，传救数人，无不神效。葛洪《肘后方》灸背肿令消法云：取独颗蒜横截，厚一分，安肿头上，炷艾如梧桐子，灸蒜上百壮。不觉消，数数灸，惟多为善，勿令大⑥热，若觉痛即擎起蒜，蒜焦更换用新者，勿令损皮肉，如有体干不须灸。洪尝苦小腹下患一大肿，

---

① 治：原作"泊"，据《政和本草》卷二十八改。
② 疮：《政和本草》卷二十八作"咬"。
③ 泥：原作"况"，据《政和本草》卷二十八改。
④ 生：疑为"主"之误。
⑤ 叫卧：原作"卧叫"，据《政和本草》卷二十九乙转。
⑥ 大：原作"火"，据《政和本草》卷二十九改。

灸之亦瘥。每用灸人，无不立效。又，今江宁府紫极宫刻石记其法云：但是发背及痈疽、恶疮、肿核等，皆灸之。其法与此略同，其小别者，乃云初觉皮肉间[1]有异，知是必作疮者。切大蒜如铜钱厚片，皮肿处灸之，不计壮数。其人被苦初觉痛者，以痛定为准；初不觉痛者，灸至极痛而止。前后用此法救人，无不应者。若是疣赘之类，亦如此灸之，便成痂自脱，其效如神。乃知方书之载无空言，但愚人不能以意详之，故不得尽应耳。

取大蒜紫皮者，横切作片子，厚一分。初患疮发于背胁间，未辨痈疽者，若阳滞于阴即为痈，阴滞于阳即为疽。痈即皮光赤，疽即皮肉纹[2]起不[3]泽。并[4]以大蒜片覆之，用艾灸。如已痛，灸至不痛；如不痛，灸至痛。初觉即便灸，无不效者。仍审度正[5]于中心贴大蒜灸之。世人往往不悟此疮，初见其疮小，不肯灸，惜哉！潜溪[6]治人以此法极效。如无蒜，明灸亦神。

疗多年恶疮，百方不瘥，或痛痒走不已者，并烂捣马齿苋傅上，不过三两遍。此方出于武元衡[7]相国。武在西川，自苦胫疮痒痒不可堪，百医无效。及到京城，呼供奉

---

① 间：原作"开"，据《政和本草》卷二十九改。
② 纹：原作"绞"，据《政和本草》卷二十九改。
③ 不：原作"大"，据《政和本草》卷二十九改。
④ 并：原作"泣"，据《政和本草》卷二十九改。
⑤ 正：原作"止"，据《政和本草》卷二十九改。
⑥ 潜溪：宋濂（1310—1381），字景濂，号潜溪。明代政治家、文学家、史学家。
⑦ 武元衡：唐代诗人、政治家，籍贯生平见《旧唐书·武元衡传》。

石蒙等数人疗治无益，有厅吏上此方，用之便瘥。

治坠扑内损，散败血，止痛，及恶疮、发背等。重阳日收取茄子百枚，去蒂，四破切之，消石十二两，碎捣，以不津瓶器，大小约可盛纳茄子者，于器中先铺茄子一重，乃下①消石一重覆之，如此令尽。然后以纸三数重，密密封之，安置净处，上下以新砖覆之，不犯地气，至正月后取出，去纸两重，日中曝之。逐日如此，至二三月，度已润②，即开瓶倾出，滤去渣，别入新器中，以薄绵盖头，又曝，直至成膏，乃可用。内损，酒调半匙，空腹饮③之④，日再，恶血散则痛止而愈矣。诸疮肿，以酒先饮半⑤匙，又用膏于疮口四面涂之，当觉冷如冰雪，疮干便瘥。其有根本在肤腠者，亦可内消。若膏久干硬，即以饭饮化动涂之。

茄根及枯茎叶，主冻脚疮，可煮作汤渍之，良。

黍米，性寒，烧为灰，和油涂杖疮，不作瘢，止痛。

治单服硫黄发为痈。以醋和豉研如膏，傅痈上，燥则易之。

大蓟叶，凉，治肠痈、腹脏瘀血、血晕扑损。可生研，酒并小便任服。恶疮疥癣，盐研窨傅。又名刺蓟、山牛蒡。

① 下：原作“十”，据《政和本草》卷十九改。
② 润：《政和本草》卷十九作“烂”。
③ 饮：原作“歈”，据《政和本草》卷十九改。
④ 之：此字底本残缺，据《政和本草》卷十九补。
⑤ 先饮半：此3字原残，据《政和本草》卷十九补。

菝葜，一名金刚根，取叶以盐捣傅风肿恶疮，有效。

疣目疮，凡大人、小儿遍身如鱼目，无脓，又名征肤①疮。以川升麻，剉，煎百沸，入蜜一二匙②，以瓷器盛，鹅翎蘸敷。

竹茹膏，治黄疱热疮。香油二两、青木香五钱、青竹茹一块、杏仁十四粒，去皮、尖，慢火熬杏仁色黄，去渣，入松香末五钱，熬膏涂疮，效。

手掌心生疮，用牡蛎灰泡汤浸洗，至汤冷止，不三次便可。脚上生疮，谓之下注，鹿角烧存性，为末，入轻粉、香油调敷。

又方，黄连末浆水调成饼，摊瓷碗内，用艾及穿山甲烧烟熏黑色，再取下及以浆调摊熏，如是五次，以连末黑色为度，地上出火毒，再研极细，湿干掺干油调傅，仍先以黄柏、茵陈、藿香煎汤洗。

汤火灼成疮。柳枝烧灰，以粉涂之。又于柳白皮细切，以猪脂煎取汁傅之。

汤火疮。用水煮鸡子一十枚，取黄炒取油，入十分腻粉搅匀，用鸡翎扫疮上，永除瘢痕。

治中热油烧。以白蜜涂之。

治火烧疮。取胡桃瓤烧令黑，杵如脂，傅疮上。

苦荬汁傅丁肿，即根出，甚佳。

丁肿开。以人屎新者封之一日，根烂即瘥。

---

① 肤：《普济方》卷四百八作"虏"。
② 匙：原作"七"，据《普济方》卷四百八改。

治烂疮。灯花下油、黄蜡、轻粉、国丹、头发、初生鸡卵壳、葱白，用两伞纸同药煎，洗净挹干贴，一宿五番，贴两次效。

治湿脚气生疮。歌曰：脚疮生水镇淋沥，平胃散末干掺之。更服酒煎五积散。葱椒汤洗最相宜。

脚指缝疮，治夏月脚指丫烂湿，女人多有此。枯矾二钱，黄丹半钱，上为细末，掺之。

又方，用鹅掌烧灰存性，为末掺贴，口嚼茶叶敷，效。

治指丫搔痒成疮，有窍出血不止。多年粪桶箍烧存性，为末傅。

鸳鸯，味咸，平，小毒。肉，主疮疥癣病，以酒浸，炙令热，傅疮，冷更易。不可食其肉，食之令人患大风。

病天行斑发①疮，头面及身，须臾周匝，状如火病②，皆戴白浆，随决随生。不即疗，数日必死。瘥后疮瘢点一岁方灭，此恶毒之气。世人云：建武中南阳击虏③，仍呼为虏④疮。诸医参详疗方，取好蜜通摩疮上，以蜜煎升麻，数数拭之。

阴头生疮。以蜜煎甘草涂之，瘥。

治一切丁肿。蒺藜子一升作细末，以酽酢和，封头上。如破，涂之佳。

---

① 斑发：《外台秘要》卷三作"发斑"，义胜。
② 病：《外台秘要》卷三作"疮"，义胜。
③ 虏：其后《外台秘要》卷三有"所得"，于义为顺。
④ 虏：原作"魔"，据《外台秘要》卷三改。

苍耳凡采得去心，取黄精用竹刀细切，拌之同蒸，从巳至亥，去黄精，取出阴干用。

治一切丁肿。取苍耳根、茎和叶烧作灰，以醋泔淀和如泥，涂上，干①即易。不过十余度，即拔出其根。

多年恶疮不瘥，或痛痒生胁。烂研马粪并齿傅上，不过三两遍，良。武相②在③蜀，自胫有疮，痒不可忍，得此方便瘥。

庐陵彭用光曰：凡疮初觉痛，成与未成，即用艾灸于正当处中间，即可全消。

再用金银花四两，煎酒三碗至一碗半，去渣，带热服之，取汗愈。其渣捣如泥，敷疮上，全愈。

又一方，用槐花四两炒香，入酒四碗，再煎二三沸，即倾出，去渣，乘热热饮之，取汗，其疮即消尽。

治杨梅④方

白芷三钱　槐角子三钱　轻粉一钱五分

三味为细末，用鸡蛋两个，上开一窍，入末药在内，纸封。再用公鸡一只，去毛，开肚去杂，入子在内，线缝。水四碗，煮至一碗。先吃子药，后吃鸡与汤。四日后疮黑，七日后痂落，安好。

搽杨梅疮末药方

孩儿茶五分　朱砂三分　轻粉三分　铜绿三分　白矾枯五

---

① 干：原脱，据《政和本草》卷八补。
② 武相：指武元衡。
③ 在：原脱，据《政和本草》卷十七补。
④ 杨梅：杨梅疮。

分　银珠五分

六味为细末，先用槐花叶煎汤洗疮上，拭干，后用少许点上，极痛，三五日后全安。

灭瘢门

灭瘢膏①。以黄矾石烧令汁出，用胡粉炒令黄，各八分，惟须细研，以腊月猪脂和，更研如泥，先取生布揩令痛，即用药涂五度。又即②鹰粪、白燕窠中草烧作灰等分，和人乳涂其瘢，自灭，肉平如故。

人精和鹰屎可灭瘢。

治面上黑黡子。用石灰水调一盏如稠粥，以好糯米全者拌灰中，经一宿，看灰内米色如水精烂者，先将黡用针微刺破，将米少许涂上，经一日，将黡子剔去，不得着水，一二日愈。

金疮门

治金疮并一切恶疮。云母粉傅之，绝妙。

金疮血内漏。以雄黄末如大豆纳疮中，又服五钱匕，血皆化为水，卒以小便服之。

治金疮肠出，欲入之。磁石、滑石各三两为末，以白米饮调方寸匕服，日再服。

治金刃所伤。急以石灰裹之，既止痛，又速愈。无石

---

① 膏：原作"骨"，据《政和本草》卷三改。
② 即：《政和本草》卷三作"取"。

灰，灰①亦可用。疮若深，未宜速合者，以滑石傅之。

治刀斧伤。用石灰上包，定痛止血，瘥。

治金疮痛所。生牛膝捣傅疮上，立瘥。

治竹木针刺在肉中不出，疼痛。以王不留行为末，熟水调方寸匕，即出。

治伤筋绝，捣葛根汁饮之。葛白屑熬令黄，傅疮上，止血。

山行伤刺出血，卒不可得药，但②挼叶③傅之，甚效。

五月五日日中时取葛根为屑，疗金疮，断血，为要药。亦治疟及疮，至良。

疗箭镞不出。捣栝楼根傅疮，日五易，自出。

治金疮血不止而痛者。单捣白芍药末傅上，即止。

治竹木刺入肉中不出。瞿麦为末，水服方寸匕，或煮瞿麦汁饮，日三。

江左尝有商人左膊上有疮似人面，亦无它苦④。商人戏滴酒口中，其面亦赤色⑤。以物食之，亦能食，多则觉膊内胀起。或不食之，则二臂痹。有善医者，教其历试诸药金石草木之类，无苦，至贝母，其疮乃聚眉闭⑥口，商人喜曰：此药可治也。因以小苇筒毁其口灌之，数日成痂，遂愈，然不知何疾也。谨按：《本经》主疮，此岂金

① 灰：原脱，据《政和本草》卷五补。
② 但：此字底本残，据《政和本草》卷八补。
③ 叶：按《政和本草》卷八所载，指葛根叶。
④ 苦：原作"若"，据《政和本草》卷八改。
⑤ 色：原作"巴"，据《政和本草》卷八改。
⑥ 闭：原作"开"，据《政和本草》卷八作改。

疮之类欤？

诸竹大①刺在肉中不出。取白茅根烧末，和脂膏涂之。亦治因风致肿。

灯花末傅金疮，止血生肉，令疮黑。今烛花落有喜事。不尔，得钱之兆也。

治箭镞入骨不可拔。取巴豆微熬，与蜣螂同研，涂②所伤处，斯须痛定，微痒忍之，待极痒不可忍，便撼动箭镞，即拔之立出。夏候郸云初在润州③得方，箭镞出后，速以生肌膏傅之。说者云④兼治疮。郸得方，后至洪州，旅⑤舍主人妻背疮呻⑥吟，郸遽用此方试之，愈。

茅香花及白根同藁本作浴汤，佳。

妇人月水，解毒箭。

经衣，主金疮血涌出，取衣热⑦炙熨之。又，烧末傅虎、狼伤疮，烧末酒服方寸匕，日三，主箭镞入腹。

交州夷人以焦铜为箭镞，纳毒药涂于镞锋上，中人即沸烂，须⑧臾骨坏。以月水、屎⑨汁解之。

浣裈⑩汁，解毒箭伤。

---

① 大：《政和本草》卷八作"木"。
② 涂：其后原衍"涂"，据《政和本草》卷十四删。
③ 润州：此2字底本残缺，据《政和本草》卷十四补。
④ 云：原脱，据《政和本草》卷十四补。
⑤ 旅：原作"族"，据《政和本草》卷十四改。
⑥ 呻：原作"呷"，据《政和本草》卷十四改。
⑦ 热：原作"执"，据《政和本草》卷十五改。
⑧ 须：原作"烦"，据《政和本草》卷十五改。
⑨ 屎：原脱，据《政和本草》卷十五补。
⑩ 裈：原作"棍"，据《政和本草》卷十五改。

象牙，主诸物刺人，刮取屑细研，和水傅疮上，刺立出。咽中刺，则水调屑饮之①。旧牙梳屑②尤佳。

卒被③毒箭。麻仁数升捣汁饮。

崔元亮《海上方》疗金疮、刀斧伤破血流。以石灰一④升，石榴花半斤，捣末，取少许傅之，少⑤时血断便瘥。

治一切打破伤损、金石刀刃血不止，无脓便愈。乌鱼骨一两，青蓟草一握，莴苣菜、韭菜各一握，五月五日未时，本人不语，将二味同捣烂，次下余药杵细，团作饼子，阴干，捣为末，干贴。先用鱼骨为末，候捣二味草菜极烂，方下同捣作饼，阴干□⑥。

瘴气门

彭用光曰：凡任宦携家小⑦幼入两广及各省，水土不服者，能戒去煎物及油炒⑧酱煿，鸡鸭面食，与夫生冷烧酒之类，若感其瘴气之毒，或恶寒发热，类疟之病，必轻。须服解毒柴苓汤，随手作服⑨。

柴胡　黄芩各二钱　猪苓　泽泻　白术各五分　茯苓一钱

---

① 饮之：原无，据《政和本草》卷十六补。
② 屑：原作"屠"，据《政和本草》卷十六改。
③ 被：原作"备"，依文义而改。
④ 一：此字底本残缺，据《政和本草》卷二十三补。
⑤ 少：其前《政和本草》卷二十三有"捺"。
⑥ □：疑为"用"。
⑦ 小：原作"山"，据《济阳纲目》卷九改。
⑧ 炒：原作"砂"，据《济阳纲目》卷九改。
⑨ 服：《济阳纲目》卷九作"效"，义胜。

陈皮　半夏各一钱　黄连　甘草各四钱①

上，水二钟，姜三片，煎服。渣再煎，或三五贴或四五贴即安，仍戒饮食热味一七日。

若过食煎煿病重者，宜用承气汤兼三黄竹叶石膏汤，斯能去其积热瘴毒也。

枳实一钱　厚朴二钱　大黄二钱　山栀仁一钱　朴硝二钱　石膏五钱　知母一钱　川黄柏七分　黄连　黄芩各七分　甘草五分

作一贴，竹叶七片②，白水煎，空心服，通利三五次，以白稀粥补。亦有热深，二服方能通利者，在临时消息之。

否则病重日久，惟瘴热口渴，以致危殆。医不知此，及用补药，随致夭枉，实为可矜。若士君子能戒慎，兼每晨回避瘴气，必待日光，先饮食之，然后出外，此则能免诸病也。北人多好煎煿，至广地热，不知避忌，习俗不改，贪食热味，婢仆尤甚，所以凡染瘴病，极其危殆。此则不谙风土，恣③口腹之欲，以自取之。书此以为处瘴乡者之戒。

理脾却瘴枳术丸

枳实炒，一两　白术去芦，炒，二两　橘红炒，一两　苍术炒，一两　黄芩酒炒，一两　黄连姜汁炒，一两　神曲炒，一两　大黄酒炒，五钱　山楂肉蒸过，一两　山栀仁炒，一两

---

① 钱：《济阳纲目》卷九作"分"。
② 片：原作"皮"，据《济阳纲目》卷九改。
③ 恣：原作"咨"，据文义改。

上为细末，淡姜汤煮米糊为丸，白汤下百丸，一日服二次，效。

折伤门

治折伤，先用止痛汤法。捣白矾为末，每用一匙匕，沸汤一碗冲了，以手帕蘸，乘热熨伤处，少时痛止，然后排整筋骨，贴药。

坠马折足。取铜末和酒服之，瘥。

治堕损筋骨，蹉跌骨碎破。捣生地黄炙热，裹三日夜，数易之。若血聚，以针决之。

治折伤内损有瘀血，每天阴则痛。三月采益母草，洗择令净，于箔上摊曝，令水干，别用折断①，可长②五寸以来，勿令刀③，即置锅中，以水二硕以来令草上深二三寸，煎煮，候益母烂，水三分减二④，漉出草，取五六斗汁，泻入盆中，澄之半日以来，以绵滤取清汁，盆中渣尽弃之。其清汁纳小釜中，慢火煎取一斗以来，如稀饧，每取梨许，火暖酒和服之，日再服。以和羹粥并可。如远行，不能稀煎去，即更炼可丸得。每服之，七日内则疼痛渐瘳，十日平复。产妇恶露不尽及血晕，二服瘥。及治风，益⑤心力，无忌。

治坠伤扑损，瘀血在⑥内，烦闷。蒲黄，空心热酒调

---

① 别用折断：《外台秘要》卷二十九作"则用手搣断"。
② 长：此字底本残缺，据《外台秘要》卷二十九补。
③ 刀：其后《外台秘要》卷二十九有"切"。
④ 二：此字底本残缺，据《外台秘要》卷二十九补。
⑤ 益：原作"盆"，据《外台秘要》卷二十九改。
⑥ 在：原脱，据《政和本草》卷七补。

下末三钱匕服。

折伤。取栝蒌根以涂之，重布裹之，热除痛即止。

诸竹木刺在肉中不出。取白茅根烧灰，脂膏和涂之。亦治^①因风致肿。

若被打击中，瘀血在肠内，久不消，时发动者，取桔梗末，熟米饮下刀圭。

治从高坠下，损瘀在腹，刺痛。取败蒲席、蒲黄、赤芍药、当归、大黄、朴硝煎服，血当下。

治破伤。多用灯心草烂嚼，和唾贴之，用帛裹，血立止。其草即人将为席者。

止痛方。采侧柏叶入臼^②中，湿捣，令极烂如泥，冷水^③调作膏，以治大人汤烫火烧，涂傅于伤处，用帛子系定，三两日疮当敛，仍灭瘢。

疗刺在人肉中不出。酸枣仁烧末，水服，立便得出。

治竹木刺在肉中不出。以头垢涂之即出。

治竹木刺入肉皮中不出。烧鹿角末，以水调和涂之，立出。久者，不过一夕。

治木刺入肉中不出，痛。取干羊屎和猪脂调涂，不觉自出。

刺在肉中。取乌鸡尾二七枚烧作灰，以生男子乳汁和，封疮，刺当出。

若被打，瘀血在骨节及胁外不出，以铁一斤，酒三

---

① 治：原脱，据《政和本草》卷八补。

② 臼：原作"旧"，据《政和本草》卷十二改。

③ 冷水：此 2 字底本残缺，据《政和本草》卷十二补。

升，煮取一升服之。

人被毒箭伤，烦闷欲死者。剖秦龟，血傅伤处。此是①焦铜及螯汁毒。南人多养用之。秦龟，即山龟也，一名蟕蠵②。

治从高坠③下伤损，筋骨疼痛，叫④唤不得，瘀⑤血著在肉。以鼠屎烧末，以猪脂和傅痛上，急裹，不过半日痛止。

治铁棘竹木诸刺在肉中，刺不出。以鼠脑捣如⑥膏⑦厚涂，即出。

治破伤风神效。黑豆四十个，朱砂二十文，同研为末，以酒半盏，以上调一字下。

治破伤风肿。厚傅杏仁膏，燃烛遥炙。

癣疮门

刘禹锡云：予少年患癣，初在颈项间，后延上左耳，遂成湿疮。用斑蝥、狗胆诸药，徒令蜇⑧蓋⑨，其疮转盛。偶于楚州，卖药人教用芦荟一两，研，炙甘草半两，末和令匀，先以温浆水洗癣，乃用旧干帛子拭干，便以二味合和傅，立干，便瘥，神奇。

---

① 是：原残作“日”，据《政和本草》卷二十改。
② 蟕蠵（zuī xī）：一种大龟。
③ 坠：原脱，据《政和本草》卷二十二补。
④ 叫：原作“剖”，于义不通，据《政和本草》卷二十二改。
⑤ 瘀：原作“疼”，据《政和本草》卷二十二改。
⑥ 如：此字底本残，据《政和本草》卷二十二补。
⑦ 膏：原作“臂”，据《政和本草》卷二十二改。
⑧ 蜇：原作“蛰”，据《政和本草》卷九改。蜇，刺痛。
⑨ 蓋（hē 喝）：痛也。

治疥癣。用川乌头七枚生用捣碎，以水大三盏，煎至一大盏，去渣，温洗之。

治疥癣。用藜芦细捣为末，以生油涂傅之。

治疥癣，满身作疮，不可治者。何首乌、艾等分，以水煎令浓，于盆内洗之，甚能解痛，生肌肉。

谷树，取其木枝中汁涂癣，甚效。

治癣湿痒。用楮叶半斤细切捣烂，傅癣上。

治风癣。暖酒以蜜中搅之，饮一杯，瘥。

治干湿癣、胡臭，及胯下阴囊长湿臭，或作疮。只用胡粉一物傅之即瘥，常①用大验。初生，以姜黄末傅之妙。

治恶疥癣。用铁锈为细末，油调涂之。

治癣。用米醋熬嫩皂角刺，浓汁以傅癣上，瘥。

① 常：原作"当"，据《政和本草》卷五改。

附　痈疽神妙灸经①

庐陵彭用光曰：此痈疽神妙灸经图穴共一十七人形，其经各有痈疽之状，又有灸治之穴，复引《针灸经》点穴之法，真疮科神秘之妙。人能按图逐经详览，遵其灸法治之，随手作效，百发百中，诚起死回生之术，而有万全之功也。缘此书不传，遂天下书坊无此板，而外科医流亦未之见。昔年用光在京偶得此书，遇患疮疽者，按图灸之，多获神效。但治早功速，若疮成脓出，依法灸之，亦徐徐收效，万无一失，可谓简易而便于贫穷者，故特出诸与天下后世共传焉。

---

① 附　痈疽神妙灸经：原无，依正文内容补。

手太阴肺经图痈疽并灸穴图

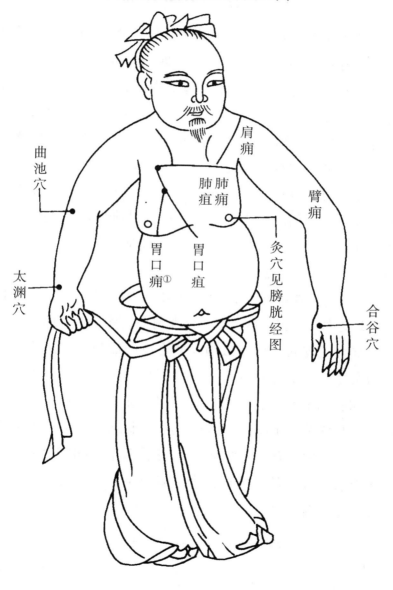

① 痈：原图作"疽"，据《痈疽神秘灸经》改。

手太阴肺经治法灸穴神秘诀

彭用光按：《内经》曰肺之为脏，六叶两耳，四垂如盖，附着脊之第三椎中，有二十四行分布诸脏清浊之气，为主宰华盖。手太阴之脉，起于中焦，下络大肠，还循胃①，上膈肺间。起，发也；经，绕也；还，复也；循，巡也。中焦者，胃中脘脐上四寸是也。忧思太过，则当胃发为疽，内坚如石，外皮走动，不赤微肿，恶寒恶心。偏于右者，胃痈也；偏于左者，胃疽也。三毒之发，无有不先寒而后热，引脐走疼，欲吐不吐，甚则咳嗽脓痰，脉浮大，面赤者，则不治也。治法当灸曲池二穴七壮，毒左灸右，毒右灸左，遂愈。

按：《针灸经》云曲池二穴在肘外辅骨，曲肘以手拱胸，取之纹尽处是穴。又，治风剩②瘾疹，或痒痛，或遍身疼痛，或皮肤顽疥如虫啮，搔之皮脱成疮。随患人年岁壮数灸之。上部疗肿发背痈疽，浑身疮毒，小儿丹毒及瘫痪，四肢拘挛或红肿疼痛，历节诸风尤效。肺疽，一名肺痈，其症之发盖因心火太盛，克于肺金之故也。得此疾者，无不战寒、鼻塞、咳嗽、口臭、咽干、胸闷气短，当急灸合谷七壮。甚者吐痰如米粒者莫治，尤当灸肾腧穴三七壮，令益肾水③。

---

① 胃：当以"胃口"为是。《灵枢·经脉第十》谓手太阴肺经之脉"下络大肠，还循胃口"。

② 剩：《痈疽神秘灸经》作"刺"。

③ 水：此字底本残缺，据《痈疽神秘灸经》补。

手阳明大肠经痈疽并灸穴图①

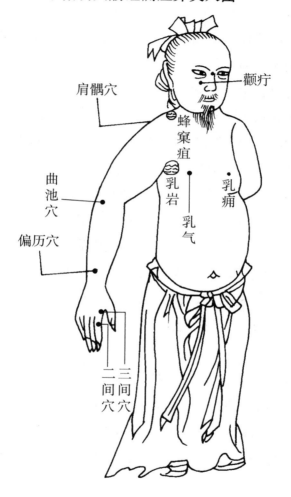

颧疗

肩髃穴

蜂窠疽

曲池穴

偏历穴

乳岩

乳痈

乳气

三间穴

二间穴

手阳明大肠经治法灸穴神秘诀

手阳明起于商阳，二间、三间、合谷、阳溪、偏历、

---

① 手阳明大肠经痈疽并灸穴图：原图漶漫不清，据《痈疽神秘灸经》补正。

下廉、三里，上曲池、肘髎、迎香①、五里、臂臑、肩髃、巨骨，当天鼎、扶突、禾髎，终于迎香，周流二十穴，复流而已。盖此经血气所滞，发之为疽为痈为肿为毒，随症治之。先疏其滞，何患不痊。

蜂窠疽，生于左肩上二寸，其疽之发，先热后寒，皮赤，四十九窍如蜂窠。急灸三间二七壮，使毒气无滞。

凭②按：《针灸经》云三间二穴，一名少谷，在手大指、此指本节后内侧陷中。

乳痈之发，其证不一，有发正于乳上曰乳气，乳左曰侵囊，乳右曰乳疽，乳下曰乳岩，当乳头所发曰乳毒。俱当灸足三里并肩髃各二十七壮，疏滞而痊也。

愚按：《发挥》③云肩髃二穴在肩端两骨间陷中，举臂有空是穴。三里二穴，在膝眼下三寸，胻外廉两筋间，当举足取之。又，治腿膝痠④痛，或焮肿疼痛。凡寸俱用同身寸，图见后。

颧疔之发，发于当面颧上，其色白，其头陷。如鼻有黑气者，不治。治法当灸偏历二七壮。

愚按：《发挥》云偏历二穴在腕中后三寸。

彭用光按：《素问》曰手阳明大肠经多气多血，为医者用药当知此。

---

① 迎香：疑衍。
② 凭：《痈疽神秘灸经》作"愚"。
③ 发挥：指滑寿《十四经发挥》。
④ 痠：原作"疫"，据《痈疽神秘灸经》改。

足太阴脾经痈疽并灸穴图

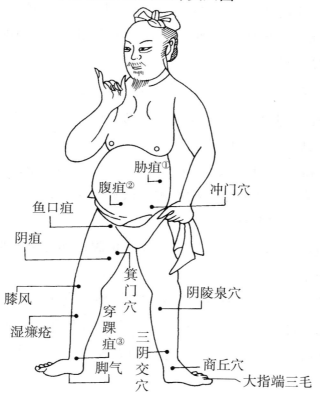

胁疽①
腹疽②
冲门穴
鱼口疽
阴疽
箕门穴
阴陵泉穴
膝风
穿踝疽③
湿㿋疮
三阴交穴
脚气
商丘穴
大指端三毛

足太阴脾经治法灸穴

足太阴之脉，起于足大指之端，循指内侧④白肉际，过核骨后，上内踝前臁核骨，今作孤拐骨是也。流注冲阳之所，行阴行阳，二气之所滞，发而为疽，其发不一，对证治之。

---

① 胁疽：正文中作"胁痈"。
② 腹疽：正文、《痈疽神秘灸经》皆作"腹痛"。
③ 穿踝疽：正文中作"穿骨疽"。
④ 侧：原作"恻"，据《痈疽神秘灸经》改。

胁痈之发于右胁下，长五寸许，阔三寸，微肿，甚者战寒，小腹引痛是也。当灸冲门二七壮，左右同法。

愚按：《发挥》云冲门二穴上去大横五寸，在府舍下横骨端约中动脉。

阴疽之发在足内股，其形长，其阔二寸许。上而发下，易治；下而发上，难治。其色微赤，痛甚，曲膝不能伸舒是也。当灸商丘七壮。

愚按：《发挥》云商丘二穴在足内踝下微前陷中。

腹痈之发于脐下，横而肿，微赤，甚痛，牵引背痛是也。当灸箕门七壮。

愚按：《发挥》云箕门二穴在鱼腹上越筋间，阴股内动脉应手是穴。

鱼口疽，一名横痃，发于左者曰痃，发于右者曰鱼口，横肿为便毒。当灸足大指端三壮，穴在指甲后三毛间。

愚按：《针灸经》云三毛间即大敦穴也，在足大指聚①毛中。

鹤膝风在膝内股，当膝肿，疼甚者见青筋，引足心痛是也。当灸三阴交七壮，甚则二七壮，待膝伸直为住，再甚则当膝顶灸七壮。脚气亦灸此穴。

愚按：《针灸经》云三阴交二穴在内踝上三寸骨下陷中。膝顶，诸书无载，盖秘法也。

穿骨疽在内踝骨中发肿，内外甚痛，不能行动者是也。当灸随患足大指端三壮，在指甲后三毛间，穴见前。

---

① 聚：原作"里"，据《痈疽神秘灸经》改。

彭用光按：《素问》曰足太阴脾经多气少血，为医者用药当如此。

足阳明胃经痈疽灸穴图

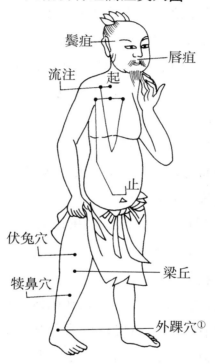

鬓疽
唇疽
流注
起
止
伏兔穴
犊鼻穴
梁丘
外踝穴①

足阳明胃经治法灸穴

足阳明经之流行，从鼻交頞②中，旁约太阳之脉，下循鼻外，上入齿中，还出夹口环唇，下交承浆。頞，鼻之山根是也。此经起于鼻两傍迎香穴，左右相交为頞，过睛

---

① 外踝穴：原图误标为内踝尖位置，据《痈疽神秘灸经》改。
② 頞（è 饿）：原作"额"，据《痈疽神秘灸经》改。頞，鼻梁。

明之下，循鼻外，历承泣，通于伏兔，流于巨虚①，周流而注。盖其经之血气所滞，发症多矣，法当分而治之。发疽之发，发于当面，入发三分是也。

牙痈，当牙根之所，发于上者牙痈，下者牙疽，顶起牙者牙疗也，或牙缝突肉所起者亦牙疗也。治法灸神授二七壮，随人大指上直去骨罅处起，用患人手一跨。

愚考神授穴诸书皆无，盖秘法也。

发疽，灸缺盆七壮。

愚按：《针灸经》云缺盆二穴，一名天盖，在肩下横骨陷中。如瘰疬患在此穴，即于此穴灸之，亦效。

发疽，灸伏兔七壮。

愚按：《发挥》云伏兔二穴在膝上六寸起肉，正跪坐而取之。一云膝盖上七寸。

唇疽，灸犊鼻七壮。

愚按：《针灸经》云犊鼻二穴在膝髌下胻骨上骨解大筋中。又，治膝中痛不仁，难跪起。膝髌肿溃者不可治，不溃者可疗。若坚硬，且勿攻，先以洗熨，即微刺之，愈。

牙疽，当灸足外踝骨尖上三壮。

愚考诸书皆无此穴，乃秘法也。又，治霍乱转筋及卒然转筋欲死者，急灸足外踝尖各三壮，如绿豆大。若转筋在股内，灸内踝尖；转筋在外股，灸外踝尖。神验。

《针经》云：凡疽卒著五指，筋急不得伸屈，灸踝骨中尖数壮，立瘥。气毒流注发于此经，从缺盆骨起，流注

---

① 虚：原作"虎"，据《痈疽神秘灸经》改。

气合，复至天枢，走注有九个莫治。治法当灸梁丘七壮。

愚按：《发挥》云梁丘二穴在膝上二寸两筋间。

鬓疽之发乎耳傍入鬓是也。唇痈发于当唇是也。

彭用光按：《素问》曰足阳明胃经多血多气，为医者用药当知此。

手厥阴心包络经痈疽并灸穴图

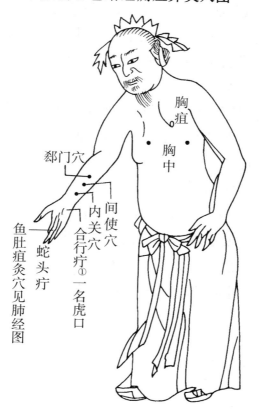

---

① 合行疗：正文作"合疗"。

手厥阴心包络经治法灸穴

手厥阴心包络经，起于胸中，出属心包，下膈，历络于三焦，上脘①，中脘，脐下一寸为下焦也。传之分也，其支②循胸出胁，下腋，传于太阴、少阳之间，入肘传遍。此阳中之阴，阴之阴也，故厥阴之中存阳明之气，传注三阴之所。是经血气凝滞，发之为毒③，有六治法，当详辩之。

胸疽之发，在于两乳之中上二寸许。发而④头痛，心虚，体倦，其色赤，肺痛引十指者是也。当灸郄门二⑤七壮，艾如绿豆大。

愚按：《针灸经》云郄门二穴在手臂去腕五寸。

肘痛之发于肘尖之上，不能舒伸，令人肩背痛引者是也。当灸间使二七壮。

愚按：《发挥》云间使二穴在掌后三寸两筋间陷中。又⑥，治瘿瘤，疥疮，顽癣及腋肿痛，灸极效。

蛇头一疔发于中指甲当顶，紫黑色，痛引心腹，甚者令人口青色。急当灸内关二七壮，甚者三七壮⑦。

愚按：《针灸经》云内关二⑧穴在掌后去腕二寸。又，治锐疽瘰疬。

---

① 脘：原作"腕"，据《痈疽神秘灸经》改。其后"中脘"亦如是。
② 支：原作"及"，据《痈疽神秘灸经》改。
③ 毒：原作"未"，据《痈疽神秘灸经》改。
④ 而：原作"面"，据《痈疽神秘灸经》改。
⑤ 二：此字底本残缺，据《痈疽神秘灸经》补。
⑥ 又：原作"人"，据《痈疽神秘灸经》改。
⑦ 壮：原作"肚"，据《痈疽神秘灸经》改。
⑧ 二：原作"一"，据《痈疽神秘灸经》改。

鱼肚之发于中指中节中者是，令人战寒，痛甚彻骨。宜灸合谷二七壮穴①见肺经图。

注节疔，在指节缝中是也，发而种②痛，甚者连肘臂亦痛。当灸合谷三七壮穴见肺经图。

合③疔，一名虎口，发于大指丫中，些小黑色者是矣。内关、间使各三七壮二穴见前。

彭用光按：《素问》曰手厥阴心包络经多血少气，为医者用药当知此。

鱼腮之发于耳下平腮中是也，发时连牙通里痛甚。灸四渎三七壮。

愚按：《针灸经》云四渎二穴在肘前五寸外廉陷中。

瘰之为证，发于耳前半寸，其形如鸡子，经年不痊，脓水长出是也。当灸天井三七壮。

愚按：《发挥》云天井二穴在肘外大骨后上一寸两筋间陷中，屈肘得之。又云曲肘后一寸。又，手按膝头，取之两筋骨罅。常治五痔、瘰疬亦效。

肩疽，发于肩上，引背肿赤。当灸会宗三七壮。

愚按：《发挥》云会宗二穴在臂腕后三寸空中一寸。

髎疽，发于肩下腋，相连肺者是也。灸会宗七壮。穴见前。

乐疽④之发在于肩内，坚如鹅子，按之痛彻骨，恶寒

---

① 穴：原作"宜"，据《痈疽神秘灸经》改。
② 种：通"肿"。《诗·大雅·生民》："实方实苞，实种实褎。"孔颖达疏："以种为雍肿，谓苗之肥盛也。"
③ 合：原作"今"，据《痈疽神秘灸经》改。
④ 疽：原作"疸"，据医理改。

是也。当灸腋门三七壮。

愚按：《针灸经》云腋门二穴在手小指、次指间陷中。

石榴疽发在臂者，宜灸天井穴。各经有之，先肿似碗，后皮破翻转如榴，法无可治，惟菊花蕊煎汤洗净，又用菊花烧灰，加轻粉对和匀敷之。未尝试验。愚尝见破后久则翻如榴实最顽，惟隔蒜灸，贴神异膏，更服黄矾丸、仙方活命饮，有效。

彭用光按：《素问》曰手少阳三焦经多气少血，为医者用药当知此。

手少阴心经痈疽灸穴图

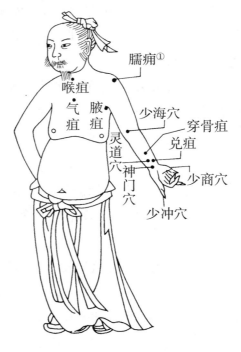

① 臑痛：正文作"臑疽"。

手少阴心经治法灸穴

手少阴之脉，起于心中，出属心系，下膈络小肠。心系有二，一则上于肺相通，而入肺两大叶间；一则由肺叶而下，曲折向后，并脊膂，肺络相连，贯脊髓，与肾相通，正当七节之间。盖五脏系皆通于心，而心通五脏系。手少阴经起于心，循任脉之外，属心系，下膈，当脐上二寸分络小肠，其支也。盖其经气血所滞发症有六，疏通治之。

喉痛之发，正于咽喉之下，赤肿连喉，痛甚，不能下①饮者是也。当灸少冲七壮。

愚按：《针灸经》云少冲二穴，一名经始，在小指内廉端去爪甲角如韭叶。又，治口舌患疔毒及舌肿大，常治甚者，更针舌下青筋，出血尤良。

气痛之发，在于胸间乳上三②寸，赤肿，痛甚③引心者是也。当灸灵道七壮。

愚按：《发挥》云灵道二穴在掌后一寸五分。

臑疽之发，正于臂上，连肩青肿，长而坚者是也。当灸少海七壮。

愚按：《针灸经》云少海二穴在肘内大骨外，去肘端五分陷中，屈手向头取之。又，治项下瘰疬，不问肿溃④，

---

① 下：原作"不"，据《痈疽神秘灸经》改。
② 三：《痈疽神秘灸经》作"二"。
③ 甚：原作"其"，据《痈疽神秘灸经》改。
④ 溃：原作"渍"，据《痈疽神秘灸经》改。

并效。臂痛不能伸，及齿龈痛烂或齿寒，脑风头痛，尤效。腋疽，亦灸少海穴七壮。

穿骨疽之发，正手掌后三寸许两筋间，大如鸡子，坚如石，按之至骨痛甚者是也。当灸神门七壮。

愚按：《针灸经》云神门二穴，一名兑冲，在掌后兑骨端陷中。兑疽亦灸神门穴七壮。

喉风喉闭，灸少商、少冲二穴七壮。

愚按：《针灸经》云少商二穴在手大指端内侧去爪甲角如韭叶。又云：以三棱针刺，微出血，泄诸脏热凑。不宜灸。常用此穴治前证，及悬痈、乳蛾、喉毒、喉风、咽喉肿闭等症，及颔颔忽肿大，喉中闭塞，水粒不下，针之立愈。若有瘀血或脓作胀，更须针患处，其功甚速。虽暴死，气未绝，针之亦活。

喉毒悬痈，当灸心腧穴，不拘壮数，待宽即止。

愚按：《发挥》云①心腧在背第五椎两旁各一寸半。

彭用光按：《素问》曰手少阴心经多气少血，医者用药当知此。

---

① 云：原作"去"，据《痈疽神秘灸经》改。

手太阳小肠经痈疽并灸穴图

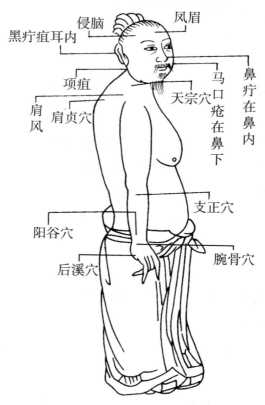

手太阳小肠经治法灸穴

手太阳之脉，起于手小指之端，循手外侧上腕，出踝
中。臂骨尽处为腕，腕下兑骨为踝。本经起小指端，顺而
行之，其经气血凝滞，发而为疽，依图治之。

侵脑之发，正于锐眦①穴中，发下。一云太阳中是也。

---

① 眦：原作"觜"，《痈疽神秘灸经》作"眥"，按医理当以"眥"为
是，"觜"与"眥"皆形近而误，"眦"同"眥"，据改。下同。

其证之发，战寒，霍乱①，热，头痛如斫，双目引痛是也。当灸支正七壮，甚则三七壮。

愚按：《发挥》云支正二穴在腕后五寸。

凤眉之发，正于两目之间，发而长，如生瓜样者不治。皮赤引肿，两目皆闭，侵发②赤肿，痛不可忍者是也。当灸阳谷七壮。

愚按：《发挥》云阳谷二穴在手外侧腕中，兑骨下陷中。黑疔之发，在于耳中，肿痛连腮，赤肿者是也。当灸后③溪七壮。

愚按：《发挥》云后溪二穴在手小指外侧脊④节后陷中。

鼻疔之发，在于鼻内，痛而引脑门，不能还⑤气，鼻大如瓶，黑者不治，连牙不得开者亦不治。法当灸腕骨七壮，艾如绿豆大。

愚按：《针灸经》云腕骨二穴在手外侧腕前起骨下陷中。

项疽之发，在于项中当脊，不能回顾⑥，肿连两耳者是也。当灸天宗七壮，艾如绿豆大。

愚按：《针灸经》云天宗二穴在秉风后大骨陷中。

肩风之发，在于肩上，青肿者是也。甚者痛连胸胁。

---

① 乱：原脱，据《痈疽神秘灸经》补。
② 发：此字底本残缺，据《痈疽神秘灸经》补。
③ 后：原作"彼"，据《痈疽神秘灸经》改。
④ 脊：《痈疽神秘灸经》作"本"。
⑤ 还：《痈疽神秘灸经》作"运"。
⑥ 顾：原作"额"，据《痈疽神秘灸经》改。

当灸肩贞七壮。

愚按：《针灸经》云肩贞二穴在肩胛下两骨解间肩髃后陷中。

马口疮，生鼻下，腹痛，大如马口。当灸掌后五寸半七十壮，火爆为度。

愚考掌后五寸半，诸书皆无此名，盖秘法也。

彭用光按：《素问》曰手太阳小肠经多血少气，医者用药当知此。

足厥阴肝经痈疽并灸穴图

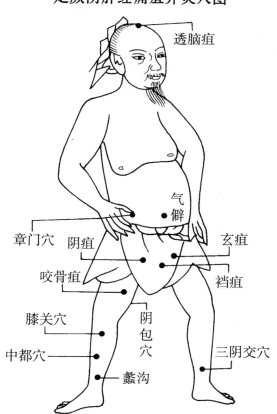

足厥阴肝经治法灸穴

足厥阴之脉，起于大指聚毛之上，循足跗上廉，去①内踝一寸。足大指甲后为三②毛，三毛后横纹为聚毛。去③，相去也。足厥阴起于大指聚毛之大敦，循足跗上廉，行间、太冲、蠡沟、阴中、阴器、章门、食窦、云门、百会，周而流注。盖其经④气血凝滞，外证之发有五，内则有气癖之发，亦由肝气之所滞，并附灸法，常审而治之。

咬骨一疽，发于里股⑤，无形作痛，盖毒气在骨中所发也。当灸阴包三七⑥壮。

愚按：《针灸经》云阴包二穴在膝上四寸股内廉两筋间⑦。

透脑一疽，发于当鼻上，如鸡子，坚硬，按之痛连心者是也。当灸膝关二七壮。

愚按：《发挥》云膝关二穴在犊鼻下二寸陷中。

阴疽之生，在于阴器之左，连阴子肿赤⑧，痛连小腹者是也。当灸中都二七壮。

---

① 去：原脱，据《痈疽神秘灸经》补。
② 三：原作"一"，据《痈疽神秘灸经》改。
③ 去：《痈疽神秘灸经》无。
④ 经：原作"缠"，据《痈疽神秘灸经》改。
⑤ 股：原作"腹"，据《痈疽神秘灸经》改。
⑥ 七：原作"毛"，据《痈疽神秘灸经》改。
⑦ 间：原脱，据《痈疽神秘灸经》补。
⑧ 赤：原作"亦"，据《痈疽神秘灸经》改。

愚按：《发挥》云中都二穴在内踝上七①寸胻骨中。肠澼下沫，诸药不应，灸之即止，顽疝或攻腹作痛更效。

玄疝之生，在阴器之右，连阴子肿青，痛连两肋者是也。当灸蠡沟三七壮。

愚按：《针灸经》云蠡沟二穴在足踝上五寸。

裆疝之生，在于阴器之底，连肛阴子肿赤，痛连腰背者是也。当灸三阴交三七壮_{穴见脾经图}。

气癖之生，在腹皮裹膜外，状如覆杯者是。当灸章门二七壮。

愚按：《针灸经》云章门二穴，一名长平，一名胁髎②，在大横外，直脐季肋端，侧卧，屈上足，伸下足，举臂而取之。

坐马痈，在阴前后中间，在③右名下马痈，在左名上马痈，在内尖头者名鹳④口，能杀人，俱灸膝下外臁横骨尽处是穴。

愚考诸书皆无此穴，乃秘法也。

彭用光按：《素问》曰足厥阴肝经多血少气，医者用药当知此。

---

① 七：原作"也"，据《痈疽神秘灸经》改。
② 髎：原作"胶"，据《痈疽神秘灸经》改。
③ 在：原作"左"，据《痈疽神秘灸经》改。
④ 鹳：原作"鹊"，据《痈疽神秘灸经》改。

足少阳胆经痈疽并灸穴图

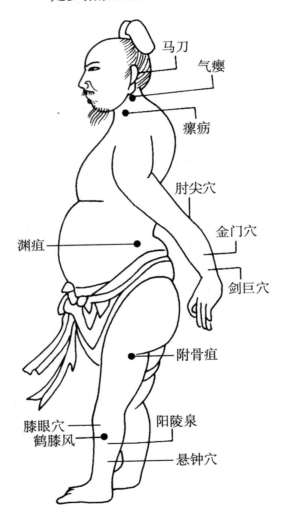

马刀
气瘿
瘰疬
肘尖穴
金门穴
剑巨穴
渊疽
附骨疽
膝眼穴
鹤膝风
阳陵泉
悬钟穴

足少阳胆经治法灸穴

　　足少阳胆之经，一云胆在肝之短叶间两叶之中也，重三两三铢，包精汁三合。足少阳之脉，起于目锐眦内，抵下耳后，传于瞳子髎，循听会、客主人，上至头角，下至悬钟。此经气血所滞，传于肝络，循于二脏，流至①伏逆，肿发有六，当审而治之。

马刀之发，在耳后，侵入发际，微肿，坚硬如石，甚者引顶痛也。当灸剑巨二七壮，在掌后三寸二分是穴。

愚按：剑巨穴，书所不载，盖秘法也。

挟瘰之发有五，曰血瘰、肉②瘰、筋瘰、气瘰、石瘰。其发在于耳后，下连项肿起，令人头痛之甚，有偏头痛者不治。如此疾者，当灸肘尖二七壮。

愚考诸书肘尖穴无载，盖秘法也。又，治肠痈，已成脓即下，未成脓即消，或下瘀血。孙真人云：肠痈之症，人多不识，治之错则杀人。其证小腹肿③而硬，抑之则小便如淋，时或汗出而恶寒，皮肤错纵，腹皮鼓急，甚者转侧有水声，或脐生疮，或脐孔出脓，或大便下脓血。凡有此证，宜速灸两臂肘尖各一百壮，如绿豆大，则大便当大下脓血，立愈。观孙真人云然，愈知此法之妙。又云：治瘰疬，连灸三次可除病根。治霍乱欲死，诸药不效者，急灸两肘尖十余壮，如绿豆大，有回生之功。此法令患人端坐，叉④手平⑤胸，肘后突出尖骨是穴。医人在患人身后灼艾，屡用屡效。

---

① 至：《痈疽神秘灸经》作"注"。
② 肉：原作"内"，据《痈疽神秘灸经》改。
③ 肿：原脱，据《痈疽神秘灸经》补。
④ 叉：原作"义"，据《痈疽神秘灸经》改。
⑤ 平：原作"可"，据《痈疽神秘灸经》改。

瘰疬之发，于项耳之间，累累如贯珠者是也。法当灸金门二七壮，掌后三寸半是穴。

愚考金门穴诸书不载，乃秘法也，甚效。肩尖亦效。

渊疽之发，发于肋下，久则一窍有声如婴①儿啼者是。用膏药或纸贴口不作声，去纸仍鸣，此之候也。异哉，难治，哂②不能也。当灸阳陵泉二七壮，声止而愈。

愚按：《发挥》云阳陵泉二穴在膝下一寸外廉陷中。

附骨疽，发于大腿之侧，痛彻骨，寒则痛甚，皮肤不肿不赤。当灸悬钟七壮。

愚按：《针灸经》云悬钟二穴，一名绝骨，在足踝上三寸动脉中。

鹤膝风，灸膝眼穴二七壮。

愚按：《针灸经》云膝眼③二穴在膝头骨下两旁陷中。此属三阳不足，非灸及大防风汤、火龙膏不能愈。

彭用光按：《素问》曰足少阳胆经多气少血，医者用药当知此。

---

① 婴：原作"瘿"，据《痈疽神秘灸经》改。
② 哂（shěn 沈）：微笑。《玉篇·口部》："哂，笑也。"
③ 膝眼：原作"眼膝"，据《痈疽神秘灸经》乙正。

定肘尖穴图

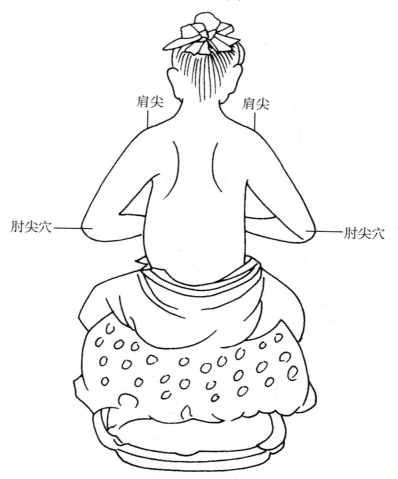

　　所云肘尖穴，在臂内侧小尖骨间。前图见外侧腕骨，乃画之误也，故复具此图以便用者。二穴以指目按之，若患处酸麻，方是真穴。

　　彭用光曰：肘尖取穴与肩尖取穴，此二法多不得真，今此图极真正，医者宜用心依法点取效。

足少阴肾经痈疽并灸穴图

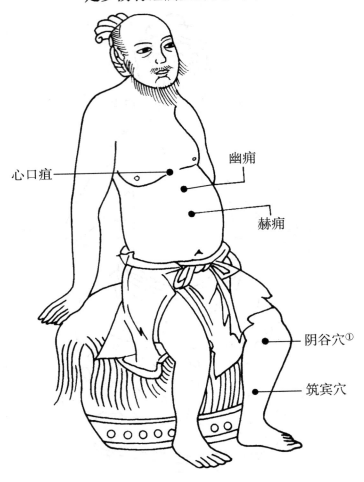

心口疽

幽痈

赫痈

阴谷穴①

筑宾穴

足少阴肾经治法灸穴

　　足少阴肾之经，肾有两枚，状如石卵，色黑紫，当胃下两旁，入脊膂，附脊之第十②四椎下，与脐平。其脉起

---

①　阴谷穴：原作"阳谷穴"，据足少阴肾经穴位多改。

②　十：原作"中"，据《痈疽神秘灸经》改。

于小①指之下，斜趣②足心。又云③：足少阴起小指之下，斜向足心之涌泉，上循至咽喉。其经血气凝滞④，变症有三，一曰心⑤疽，二曰幽痈，三曰赫痈，随症治之。

心口疽，在当心两乳之中者是也，其疽发而先热后寒，赤肿，引背痛甚。宜灸阴谷三七壮，艾如绿豆大。

愚按：《针灸经》云阴谷⑥二穴在膝内辅骨后大筋下⑦，屈膝取之。

幽⑧痈之发，在脐上五寸许，其形长如鹅子，令人寒战咬牙，痛连两胁。当灸筑宾二七壮。

愚按：《针灸经》云筑宾二穴在内踝上腨分中。

赫痈在当脐，大如瓜，突出，红甚，如瘿⑨瘤。当灸阴谷七壮，筑实二七壮。

愚按：《发挥》云阴谷二穴在膝内辅骨后，大筋下，小筋上，按之应手，伸膝乃得之筑实二穴见前。

彭用光曰：此足少阴肾经少血多气，为医者宜详之。

---

① 小：其前《痈疽神秘灸经》有"足"。
② 趣（qū 区）：向，趋向。《集韵·虞韵》："趣，向也。"
③ 云：原作"去"，据《痈疽神秘灸经》改。
④ 滞：原脱，据《痈疽神秘灸经》补。
⑤ 心：其后《痈疽神秘灸经》有"口"。
⑥ 谷：原作"眷"，据《痈疽神秘灸经》改。
⑦ 下：此字底本残缺，据《痈疽神秘灸经》补。
⑧ 幽：原作"出"，据前文改。
⑨ 瘿：原作"瘦"，据《痈疽神秘灸经》改。

足太阳膀胱经痈疽并灸穴图

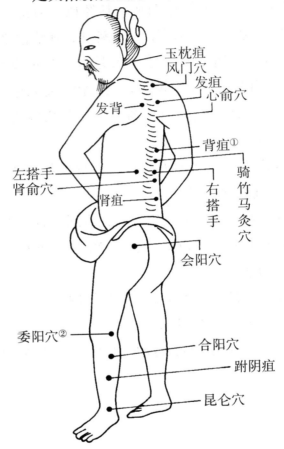

玉枕疽
风门穴
发疽
心俞穴
发背
背疽①
左搭手
肾俞穴
肾疽
骑竹马灸穴
右搭手
会阳穴
委阳穴②
合阳穴
跗阴疽
昆仑穴

足太阳膀胱经治法灸穴

足太阳之脉，起于目内眦，上额交巅上。目大角为内

---

① 背疽：原作"发疽"，据正文改。

② 委阳穴：原图中"委阳穴"与"附阴疽"的位置颠倒，据《痈疽神秘灸经》及医理乙正。

眦，发际前为额，脑上为巅。巅，顶也。足太阳起于目内眦，通睛明，传攒竹，过神庭，历曲差①、五处、承光、通天，斜行左右，相交于巅上之百会，后流于督脉之交会也，复流飞扬交会之际。其经气血凝滞而发为痈者，尤当随证治之。

玉枕②之发，在于枕后发中，肿起，痛引鼻塞者是也。当灸风门三七壮，艾如绿豆大。

愚按：《针灸经》云风门二穴，一名热府，在二椎下两旁各开寸半。

发疽之生，于当背脊外两旁，坚赤而肿，在于膏肓穴相近者是也。治法灸心腧七壮，艾如绿豆大。

愚按：《针灸经》云心腧二穴在五椎下两旁各寸半。

背疽之发，其证有五，一曰发背，二曰气发，三曰莲子发，四曰荷叶搭，五曰脊发。治之当视其色，赤肿易治，黑陷莫治。须观得症月令，生身则生，克身则死。假如春木青，如疽黄，不治。夏令火，疽反③黑，亦不治。余皆仿此。如得疾，急当骑竹马法灸二七壮，委阳二七壮，使毒气疏通而无滞也。觉有背痛生疮相似，即灸竹马穴并痛处，决得全生，万灸万生。

愚按：委阳穴在足腘中外廉两筋间，屈身取之。治肠风痔漏尤效。骑竹马所灸之穴，乃心脉脏所痛之地。凡痈疽之疾，皆心气留滞，故生此毒。灸之则心脉即时流通，

---

① 差：原作"车"，据《痈疽神秘灸经》改。
② 枕：原作"沈"，据《痈疽神秘灸经》改。
③ 反：原作"及"，据《痈疽神秘灸经》改。

如未成脓者，即消，虽成脓及溃者，其毒顿减。如穴得真，诚有回生之功。但患者多因取穴不便，不肯用此法，故常用隔蒜灸法，亦效。如痈疽发背，疔肿恶疮，一二日至五六日，不问痛否，取大蒜切片如三钱厚，置疮头上，用艾壮于蒜上灸三壮，换蒜。痛者灸至不痛，不痛者灸至痛，毒气自然随火而散。若疮头多，或肿大者，即用大蒜捣烂摊患处，用艾铺蒜上烧之，甚者明灸。如漫肿或未发出，疮头不明者，用纸一片浸湿，随覆患处，视先干处，即是疮头。大抵气血壮实或毒少轻者，可假药力消散或腐溃。怯弱之人，热毒中膈，内外不通，不行针灸，药无全功矣。丹溪云：火以畅达拔引郁毒，此从治之意，即此法也。骑竹马法图增附于后，以便取用。

搭手左①右，当灸会②阳二七壮。

愚按：《发挥》云会阳二穴在尾髎两旁。

肾疽③，当灸合阳五壮。

愚按：《发挥》云合阳二穴在膝约纹中央下三寸。妇人血崩尤效。

附阴疽，当灸昆仑二七壮。

愚按：《发挥》云昆仑二穴在足外后跟骨上陷中。治风疹、风热、冷痹④亦效。

彭用光曰：此足太阳膀胱经多血少气，为医者宜详之。

① 左：《痈疽神秘灸经》作"在"，义胜。
② 会：原作"合"，据《痈疽神秘灸经》改。
③ 疽：原作"疵"，据《痈疽神秘灸经》改。
④ 痹：原作"脾"，据《痈疽神秘灸经》改。

骑竹马图

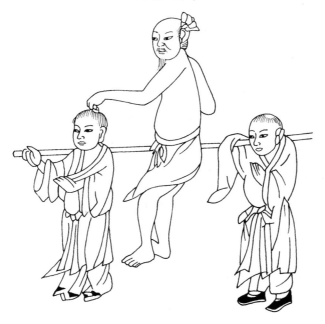

骑竹马取穴法

将长篾一根，男左女右，于患人臂腕横纹处名曲池穴，自穴量至手除爪甲中指内，相平截段为则子，先令病人脱衣，以竹杠①一条骑定，两人前后扛起，足要离地，两旁更以二人扶定，毋令动摇，却以前大篾则子竖杠上，从尾间起，贴脊量至则子尽处，以墨点记之，却以同身寸则子就于墨记处，两边各量一寸半，尽处各以墨点之，即是灸穴。左右各灸二七壮。

---

① 杠：原作"扛"，据《痈疽神秘灸经》改，该篇下同。

取同身寸图

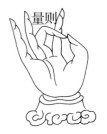

量则

先曲患人中指，用短篾一根，男左女右手，量内取横纹尽处段①为则子，名同身寸。

任脉图

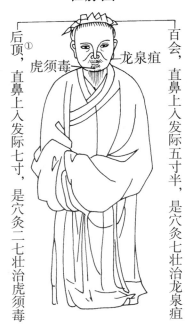

百会，直鼻上入发际五寸半，是穴灸七壮治龙泉疽

后顶，①直鼻上入发际七寸，是穴灸二七壮治虎须毒

虎须毒

龙泉疽

---

① 段：通"断"，截断、分开。汉·刘熙《释名·释言语》："断，段也。分为异段也。"

② 后顶：原脱，据《痈疽神秘灸经》补。

任脉起于中极之下，以上至毛际，循腹里，上关元，至咽喉，属阴脉之海，为督脉一源而二支。督脉会阴而行背，任脉会阳而行腹。夫①人身之有任督，犹天地之有子午也。人身之子午为腹背，天地之子午为南北，言可以分合也。滞之则发虎须、龙泉二毒，治当随详。

督脉图疽灸穴法

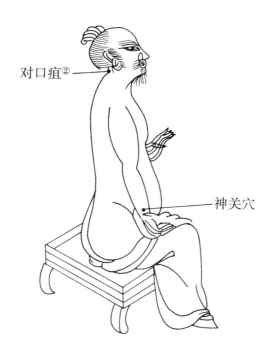

对口疽②

神关穴

　　督脉起于下极之腧，两阴之间，屏翳处也。屏翳筋间为篡③，篡内深处为下极，督脉之始也。滞惟发于鱼尾，

---

① 夫：原作"大"，据《痈疽神秘灸经》改。
② 疽：原作"疮"，据正文改。
③ 篡：原作"募"，据《痈疽神秘灸经》改，该篇下同。

今人言对口疽是也。当灸神关二七壮。

愚考诸书无此穴，盖秘法也。

六腑不和所生为痈，五脏不调所生为疽。阳滞于阴则生痈，阴滞于阳则生疽。

看内痈疽诀法

痈疽生于外可见，内者难治，况隐于脏腑者，宜乎详审。生于背，看腧穴。生于腹内，当在募穴。

中府穴在乳上三肋①间，手太阴肺经募。此穴处隐隐痛而不已者，肺中生痈疽也。穴痛处，内觉微凸起者是也。咳嗽，喉中腥臭，吐痰黄色如米粞②块，若抱退③鸡子臭，或吐痰瘀血，此内溃也。初起先以小青龙汤发散之，方在仲景书，次以各药。凡内痈疽，俱在大便出脓血，惟肺痈从口出脓血。经云：脓尽则愈，脓尽则死。常治溃后脉短涩者生，脉洪大者死。其心膈之疽，在气分，属上焦，宜瓜蒌饮子、拔毒饮。在肚腹，属中焦、下焦，气血之分，宜桃仁承气汤、薏苡仁汤治之。

巨阙④穴在心窝下蔽骨下一寸，足阳明胃经之募⑤，在手厥阴心包⑥络地方，起于胸中。此处隐隐内痛，心生痈疽也，痛处肉微凸起者是也。

---

① 肋：原作"筋"，据《痈疽神秘灸经》改。
② 粞（xī 西）：碎米。《玉篇·米部》："粞，碎米。"
③ 退：《痈疽神秘灸经》作"坏"，义胜。
④ 阙：原作"关"，据《痈疽神秘灸经》改。
⑤ 募：此字底本残缺，据《痈疽神秘灸经》补。
⑥ 包：原作"也"，据《痈疽神秘灸经》改。

期门穴在乳下两肋端，足①厥阴肝经之募，穴处隐隐内痛，肝生痈疽也，痛处肉微凸起者是也。

章门穴在季胁端，足厥阴肝经之募，穴内隐痛不已，脾生痈疽也，痛处微凸起者是也②。

中脘穴在脐上四寸，足阳明胃经之募，穴痛不已，胃生痈疽也，痛处肉微凸起者是也。

京门穴在胁下季胁本，足少阳胆经之募，穴内痛不已，痛处肉微凸起者，肾生痈疽也。

天枢穴在脐旁二寸③，足阳明胃经，内痛不已，大肠④生痈疽也，痛处肉微凸起者是也。

丹田穴在脐下二寸，足阳明胃经，穴处内痛不已，肉微凸起，三焦生痈，乃膀胱之毒也。

关元穴在脐下三寸，足阳明胃经，穴内痛不已，小肠生痈，痛处肉微凸起者是也。

凡心下内痈疽，腹皮皆甲错，内如刀刺，腹急，按之则濡，小便如淋不调，发热无汗，恶寒。脉迟紧，脓未成，可下，有血。脉洪数，脓已成。身无热，腹无积，按之濡，为痈。

愚按：内痈诸穴具图于后，以便考验。

---

① 足：原作"是"，据《痈疽神秘灸经》改。
② 章门穴……是也：此33字原无，据《痈疽神秘灸经》补。
③ 寸：原作"十"，据《痈疽神秘灸经》改。
④ 大肠：原作"太阳"，据《痈疽神秘灸经》改。

九发图①

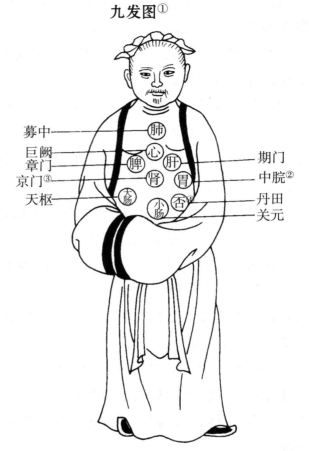

募中———————肺

巨阙———————心　肝———————期门
章门———————脾
京门③——————肾　胃———————中脘②

天枢———————大肠　小肠　否④———————丹田
　　　　　　　　　　　　　　　　　　　　关元

　　□□□曰此人形图□内外手足头面□法外科医工宜仔
细□不至又恐无药，只有此□形图就看穴在何处□便贫
也，须贵人富家亦□彭用光试验极多，是以□。

---

①　九发图：原图残，据《痈疽神秘灸经》补。
②　中脘：原作"京门"，据正文改。
③　京门：原作"中脘"，据正文改。
④　否：据正文似应作"三焦"。

校注后记

　　《简易普济良方》为明代彭用光所辑，约成书于嘉靖四十年（1561）。彭用光，生卒年不详，约生活于明弘治末年至嘉靖年间①，庐陵（今江西吉安）人，颇长于医，尤精脉理。

　　清代陈梦雷《古今图书集成·医部全录》卷五百十六载："按《江西通志》，彭用光，庐陵人，善太素脉，言多奇验。所著有《体仁汇编》，医术家多循守之。"②《体仁汇编》现存主要版本为明嘉靖二十八年（1549）体仁堂刻本，该刻本共五卷，卷一、卷二为"太素运气脉诀"，卷三为"叔和脉诀"，卷四为"十二经络脏腑病情药性"，卷五为"试效要方并论"。日本丹波元胤《医籍考》载："《太素原始脉诀》一卷，存。"③惜国内未见。清代周学海《读医随笔》卷二列"太素约旨"一篇，周氏认为"彭用光书繁杂无绪，兹撮其要，撰为此篇，以备诊家一法"④。彭用光另著有《原幼心法》三卷，现存主要版本为上海中医药大学图书馆所藏余姚谢氏永耀楼抄本，《中

---

　　① 王忠云.彭用光生平及主要著作考略.江西中医药，1992，23（6）：16.

　　② 清·陈梦雷等编.古今图书集成医部全录（第十二册）.北京：人民卫生出版社，1962.374.

　　③ 日·丹波元胤.医籍考.北京：学苑出版社，2007.137.

　　④ 清·周学海撰，王新华点注.读医随笔.南京：江苏科学技术出版社，1983.96.

医古籍珍稀抄本精选》丛书曾据此整理出版。据该抄本字体来看，为两人所抄，但不知抄录者为何人，文中多处直用"彭用光曰""用光按"等字样，而行文中又有"余曰""愚按"等说，根据古人的行文习惯，可见本书是抄者在抄录彭用光原书后，又加上自己的见解而成①。明代殷仲春《医藏书目》载彭氏《续伤寒蕴要全书》四卷、《简易便览眼目方》四卷②，皆已亡佚。

《简易普济良方》六卷，约成书于明嘉靖四十年（1561）。是书辑旧方分门而成，虽少有发明，但删繁就简，分门别类，重为汇编，颇易于病者之检索。且书中疗病以单味药为主，其中不乏常见草药之应用，灸治亦以单穴为多，惟取其便廉与简易，易于普济，便于贫困患者之自救，实用价值很强。原书共六卷，后缺其卷一，书贾挖改卷六为卷一，遂成五卷，共80门。所涉内容广泛，不囿于医，除医学诸科外，又及仕宦、处族、处家、处邻、养亲、读书、治养兽禽等日常生活之事。其中与医学相关的内容主要是对《证类本草》的重新辑编，可与《证类本草》相校读。另，卷五又附"痈疽神妙灸经"，载16图，并述诸经痈疽之状及灸治之法，图文并茂，易于操作。该"痈疽神妙灸经"是彭用光在元代胡元庆撰、明代薛己校补的《痈疽神秘灸经》基础上加以按评而成。《痈疽神秘灸经》现存主要版本为中国医学科学院图书馆所藏日本享

---

① 明·彭用光撰，王海丽点校．中医古籍珍稀抄本精选——原幼心法．上海：上海科学技术出版社，2004：3.

② 明·殷仲春．医藏书目．上海：群联出版社，1955：29，62.

保十四年（1729）铁研斋刻本，可资校读。

关于本书之著录，《医藏书目》载："《简易普济良方》六卷，彭用光。"① 《嘉业堂藏书志》载："《简易普济良方》六卷，明刻本，明彭用光编集。用光，庐陵人，辑旧方分门纂辑，本名《简易便贫方》，南阳胡愷易其名曰《普济》。嘉靖辛酉跋于吉安。前有费培序。"② 此处费培为费增之误。《藏园群书经眼录》载："《简易普济良方》六卷，庐陵彭用光编辑。明嘉靖四十二年太平府知府费增校刊本，十行二十字。有序。钤有'查氏映山珍藏图籍印''赐砚堂图书印'。"③ 查氏映山珍藏图籍印及赐砚堂图书印皆为清代藏书家查莹的藏书印。《明代版刻综录》引《国立南京图书馆善本书草目》载："《简易普济良方》六卷，彭用光编，明嘉靖四十二年费增刊。"台湾"国家图书馆"藏有该书，六卷，明嘉靖四十二年（1563）太平知府费增刊本，序署"嘉靖四十二年七月望日直隶太平府知府费增顿首谨识"，跋署"嘉靖辛酉南阳胡愷书"，有"吴兴刘氏嘉业堂藏书记"朱文长方印、"国立中央图书馆考藏"朱文方印。该本框18.6cm×12.6cm，半页10行，行20字，注文小字双行夹注，左右双栏，版心白口，单白鱼尾，上方记书名。该版本很可能就是《国立南京图书馆善本书草目》所著录者，被国民政府带至台湾。又，《历代

---

① 明·殷仲春著. 医藏书目. 上海：群联出版社，1955：70.
② 缪荃孙等撰，吴格整理点校. 嘉业堂藏书志. 上海：复旦大学出版社，1997：414.
③ 傅增湘. 藏园群书经眼录. 北京：中华书局，1983：593.

珍稀版本经眼图录》载："《简易普济良方》十卷，明彭用光撰，明嘉靖四十二年刻本。白棉纸。原书影板框尺寸高一八七毫米，广一二八毫米。半页十行，行二十字。白口，单线鱼尾，左右双栏。叙文署'嘉靖四十二年七月望日直隶太平知府曹增顿首谨叙'。钤'赐砚堂图书印'及'查氏映山珍藏图籍印'等印。"[①] 但作者吴希贤未曾详细说明其经眼之始末与该版本的所藏之地。因吴先生已去

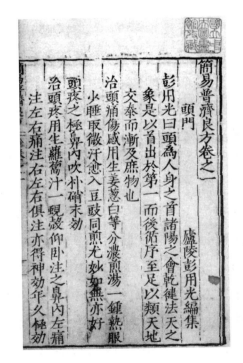

图 1　台湾"国家图书馆"藏《简易普济良方》书影

---

① 吴希贤. 历代珍稀版本经眼图录. 北京：中国书店，2003：494 – 495.

世，无从求证，诚为遗憾。按书前丁瑜所作序文，谓该书"书影所据原书，均来源于私人藏书家多年沉埋之旧籍；或仅见于藏书目录，世人难得一窥之珍本"，猜测吴先生所见该版本或许藏于私人之手，故未见其他书目著录。又，比对《历代珍稀版本经眼图录》所附的《简易普济良方》书影与台湾"国家图书馆"古籍影像检索系统所提供的卷端书影，发现两者版式完全一致，应为同一版本。但《历代珍稀版本经眼图录》错把六卷著录为十卷，把"费增"误作"曹增"。

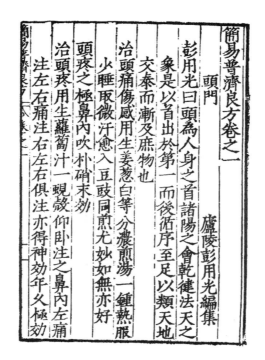

图2　《历代珍稀版本经眼图录》
所载《简易普济良方》书影

上述明嘉靖四十二年（1563）费增校刊本在大陆已不见，《中国中医古籍总目》未曾著录。仅著录明嘉靖四十年（1561）南阳胡慥刻本，藏于中国中医科学院图书馆，1994年中医古籍出版社曾对其进行影印出版。是本缺卷一，挖改卷六为卷一，实为五卷。前有嘉靖辛酉岁夏六月胡慥序。板框尺寸为 18.8cm×13.2cm，半页10行，行20字，注文小字双行夹注，左右双栏，版心白口，单白鱼尾，上方记书名。

总 书 目

I

诊　　法

针灸推拿